主　编　王思斌　曾华源

执行主编　沈　黎

张锦芳
黄瑜如
著

连想疗法与游戏治疗

华人社会工作丛书
（第一期）

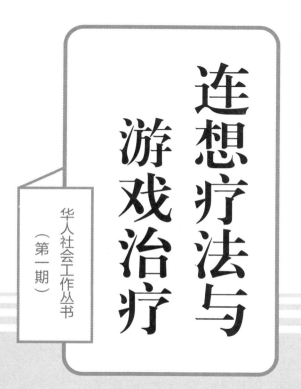

华东理工大学出版社
EAST CHINA UNIVERSITY OF SCIENCE AND TECHNOLOGY PRESS

·上海·

图书在版编目(CIP)数据

连想疗法与游戏治疗/张锦芳,黄瑜如著. —上海:华东
理工大学出版社,2018.6
(华人社会工作丛书. 第一期)
ISBN 978 - 7 - 5628 - 5314 - 5

Ⅰ.①连… Ⅱ.①张…②黄… Ⅲ.①精神疗法 Ⅳ.
①R749.055

中国版本图书馆 CIP 数据核字(2017)第 319941 号

内 容 提 要

本书以适用特定议题以及经医疗证实的案例为主要对象,以创意治疗概念为主要内容。基于社会工作实务需求以及回顾学术文献,设计出最符合当代社会工作实务及案主需求的治疗活动。本书展现的治疗活动,主要以社会心理评估、案主独特性与差异性、案主内部与外部资源、案主感受性表达、治疗目标设定、可能的问题解决方案、案主过去的议题、想象力引导、治疗式问题数据化、案主自决,以及治疗技巧与治疗目标等作为核心概念,经过治疗师的社会心理评估,优先考量案主需求,斟酌修改活动内容。

策划编辑 / 刘　军
责任编辑 / 刘　军　牟小林
装帧设计 / 徐　蓉
出版发行 / 华东理工大学出版社有限公司
　　　　　　地址:上海市梅陇路 130 号,200237
　　　　　　电话:021 - 64250306
　　　　　　网址:www. ecustpress. cn
　　　　　　邮箱:zongbianban@ecustpress. cn
印　　刷 / 山东鸿君杰文化发展有限公司
开　　本 / 710 mm×1 000 mm　1/16
印　　张 / 12.75
字　　数 / 198 千字
版　　次 / 2018 年 6 月第 1 版
印　　次 / 2018 年 6 月第 1 次
定　　价 / 69.00 元

学术委员会

（按姓氏笔画排序）

丛 书 总 序

北京大学社会学系　王思斌

随着我国社会转型和现代化进程的加快,民生问题、社会治理问题更加突出地摆在政府和社会面前。社会工作作为帮助弱势群体解决其基本生活困难、走出困境,进而促进社会公平正义和社会进步的专业学科,其快速和稳步发展显得十分重要。《中共中央关于构建社会主义和谐社会若干重大问题的决定》作出"建设宏大的社会工作人才队伍"的战略部署,中央十九部委也制定了《社会工作专业人才队伍建设中长期规划(2011—2020 年)》。此外,在政府、学术界和实务界的共同努力下,我国的社会工作事业得到了较快发展。但是,与解决上述问题的迫切性和社会工作学科发展的要求相比,我国大陆的社会工作发展还存在很多不尽如人意之处,其中一个重要原因就是社会工作专业化与本土化的结合还不到位。

社会工作产生于西方发达国家,其基本理念、工作方法带有浓厚的西方文化色彩,带有它产生于其中的社会结构的印记。在改革开放和走向现代化的进程中,我国要发展社会工作事业,需要借鉴西方社会工作的优秀成果,走专业化之路。但是,我们必须同时清醒地认识到,在此过程中照搬西方社会工作的既有成果有时并不恰当,因为我国的经济体制、政治体制、文化体制、社会体制与西方有很大差异。在这种情况下,社会工作本土化就显得尤为重要。关于社会工作本土化,学界有许多不同的理解。但是如果说来自西方的社会工作要适应我国的基本国情和解决问题的具体环境,则是没有那么多争论的。来自西方的社会工作理论、工作方法必须在中国能落地,能与需要解决的现实问题相契合,这是问题的关键。正是在这种意义上,笔者曾经讨论过社会工作本土化问题,也提出了社会工作本土化的几种路径:第一,研究西方社会工作与中国国情的不相容之处,删去不适宜的部分,再应用于中国实践,并接受实践检验;第二,对从事实际社会工作的人员进行专业培训,促进国际社会工作经验与本土社会工作的比较和碰撞;第三,分析两种社会工作之异同,找出它们的相似之处,强化它们之间的亲和性;第四,在此基础上从事社会工作实践,扩大两者之间的相容性,以实现优势互补。在上述可能的实践中,笔者还提出过一种看法:本土社会工作学者在其中能发挥重要作用。因为,一方面,他们熟悉产生于西方的社会工作理论和方法;另一方面,他们长期生活于非西方社会之中,对何种社会工作理论、知识和方法有助于本地问题的解决有比较清楚的认识,从而进行选择性"过滤"。

回到当下我国社会工作的现实处境。虽然大陆的社会工作学科重建已有30年,但是在学术研究、经验总结、理论反思方面还相对滞后。相比之下,我国港台地区的社会工作专业发展较早,实践比较充分。在来自西方的理论与本地实践的磨合互动中,一些学者形成了自己的理论观点、经验模式、知识积累,这对同具华人社会文化的大陆地区来说具有重要的参考价值,也是华东理工大学出版社出版这套"华人社会工作丛书"的重要初衷。本丛书选择工作生活于世界各地(主要是欧美和我国港台地区)的资深华人社会工作学者的有分量的著述加以印行,在某些方面和一定程度上能缩短大陆地区社会工作本土化的进程,也有利于向读者提供一个参照——这些优秀的学者是怎样在专业化与本土化之间进行思考的。当然,这些学者工作、研究和进行专业实践的背景与大陆地区也不相同,政治制度、社会体制、社会福利体系和社会工作制度方面的差异也比较明显,因此对他们的理论、观点我们也不能照抄照搬。如果大陆读者能在这些华人学者的理论、经验与自己面对的现实之间进行比较、思考和反思,有了新见解,那就真正从深层次上达到出版本丛书的目的了。说不定这会对华人社会工作乃至世界社会工作的发展有所贡献。但愿如此。

作 者 介 绍

张锦芳,社会工作教授,博士,美国执照临床社工师

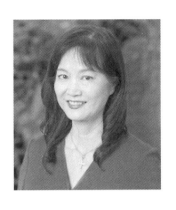

张锦芳教授(MA,MSW,PhD,LCSW)现任美国休斯敦大学社会工作研究生学院教授,儿童与家庭创新研究中心主任,于俄亥俄州州立大学取得双硕士(社会工作与公共行政)以及社会工作博士,并于爱荷华大学高龄教育专项得到博士后研究员殊荣。目前为休斯敦大学博士生督导教授,同时也为儿童福利教育计划总督策人,主导德州州政府专项,培训儿童福利社会工作师。具备临床社工师执照(LCSW),拥有41年社会工作临床经验,专项为游戏治疗、家族、老年、儿童及青少年心理辅导,保护儿童系统,性侵与家庭暴力及乱伦创伤治疗。目前为休斯敦地区保护儿童与年轻人立案之个案首席审核委员,以及香港护苗基金理事局委员暨心理辅导主席。亦为香港社会福利署与香港司法服务改革专业顾问。善于结合实务经验进行教学,拥有31年硕士及博士课程教育经验。曾于308个专业工作坊及研讨会发表研究临床经验之谈,并撰写约475篇儿童家庭相关的学术论文、书籍及研究报告。研究兴趣主要为提升儿童性侵之治疗有效性、创意性家族治疗法、接触治疗、自我关顾、移民社会心理适应等。为香港《星岛日报》的每周文章执笔,写父母秘籍和专家的话。中文书作品包括:《防止儿童性侵犯个案实录 Q&A》《儿童成长心理手册》(共三册)、《365日教儿金句》《教仔速成班》等。曾获得多项殊荣:国际研究员(2015—2020)、杰出导师奖、俄亥俄州州立大学最成功校友奖、俄亥俄州州立大学杰出校友名人堂、美国社会工作教育协会之杰出学术评审、第39频道 KHWB - TV

无名英雄奖、华裔美国人咨询协会之黄金级殊荣、YWCA女青年会杰出妇女奖（教育专项）、女童军协会社区领导奖，以及英国卡迪夫大学社会与行政研究荣誉研究员。

黄瑜如，社会工作硕士，社会工作研究院博士研究生

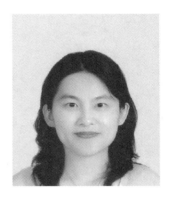

黄瑜如（MSW）现为美国休斯敦大学社会工作研究院博士生。研究项目主要为癌症社会工作、癌症社会心理学、家庭功能、华裔移民文化与社会适应、医疗平等。于台湾高雄医学大学取得医学社会学与社会工作学士，辅修生物医学检验专业，并于美国休斯敦大学取得社会工作硕士。曾于休斯敦大学儿童与家庭创新研究中心担任研究助理一职；并于美国德州大学 MD 安德森癌症中心（UTMD Anderson Cancer Center）接受社会工作咨询师临床培训，担任实习社会工作咨询师。此外，亦于美国休斯敦中华文化中心长者社会福利与社会服务部门，以社会工作实习生名义，接受社会工作专业培训。赴美前曾于台湾高雄医学大学附设医院家庭医学部安宁病房，以社工实习生的名义接受安宁社会工作培训；亦于台北荣民总医院以社会工作实习生一职接受培训。取得社会工作学士后，于台北荣民总医院儿童神经外科，担任专科社工。此外，曾在台湾关怀脑瘤儿童协会第 19、20 期会刊发表社会工作相关文章。曾参加美国德州大学 MD 安德森癌症治疗中心举办的医疗人员专业继续教育会议，并发表学术研究报告，主题为 Counter Transference Issues When Working on Advanced Care Planning（ACP）with Cancer Patients and Their Families。与美国休斯敦安宁疗养院合作，于社区进行数场安宁社会工作与临终社会工作等相关讲座与社区教育宣传。另，曾于中国上海华东理工大学，以社会工作研究生身份在社会工作学生交流研习会上作"台湾民众健康保险与医务社会工作"研究报告与经验分享。

献　给

曾经接受过社工服务的儿童与青少年和家庭
所有为帮助弱势群体贡献时间的社工和治疗师
本书因为你们而更加完整,更加具备临床意义

目　　录

▶▶ 第一章　导　论

本书以连想治疗①（Guided Imagery）和游戏治疗（Play Therapy）为主，主要的治疗对象是儿童与青少年以及他们的家人，治疗的内容涉及医疗议题、创伤议题，包含性侵害（sexual abuse）、肢体暴力创伤（physical abuse）、悲伤与丧亲之痛（grief and bereavement）、肢体功能缺损（physical disability）以及行为问题（behavioral problems）等。本书所提供的连想治疗活动，皆以治疗技巧为导向，并且考量了案主的文化背景需求。

根据文献指出，连想治疗有助于处理儿童在医疗治疗环境中的情绪议题，能够有效地缓解儿童在医疗环境中的焦虑与压力。更进一步地，通过连想治疗可提升儿童长期在医院中进行的治疗活动的接受度（McLean，2008）。再者，La Roche，Batista 以及 D'Angelo（2011）也提出，设计与安排引导性治疗方法以及连想治疗引导词时，如考量治疗对象的文化背景或种族特性，将有效提升治疗成效。因此，本书中的引导词，皆以中国大陆、香港、澳门、台湾和其他海外华人地区的社会与文化观点为基础，通过笔者已出版的两本临床练习书（Cheung，2006 & 2014），对部分临床练习进行了测试，许多练习已经被用于中国案例环境中，并修订和扩展治疗时采用的方法及技巧。

本书主要以适用特定议题以及经医疗证实的案例为主要对象，以创意治疗概念为主要内容。内容考量社会工作实务需求以及回顾学术文献，设计了最符合当代社会工作实务及案主需求的治疗活动。本书治疗活动的核心概念：（1）强化社会心理评估；（2）着重案主的独特与差异性；（3）结合案主内部与外部资源；（4）尊重案主的感受性表达；（5）设定治疗目标；（6）关注任何可能的问题解决方案；（7）结合案主过去的议题；（8）想象力引导；（9）将治疗式问题数据化；（10）强调案主解决问题的能力与强化案主自信；（11）着重治疗技巧与治疗目标导向。基于上述 11 项核心概念，经过治疗师的社会心理评估，优先考量案主需求，斟酌修改活动内容。

为应对中国文化因素，本书的治疗方法以掌握理论基础为本，而治疗活动的内容是以中华文化为依归或做临床重点改动，期待使治疗更贴近本土环境或

---

① 本书统一采用"连想治疗"而非"联想治疗"，具体解释详见本书第二部分"连想治疗"。

案主的本土文化、社会现状，并且符合治疗对象的需求。

一、创意疗法的理论与概念

当今社会，多元化的人际关系、快速变化的社会形态、紧凑却又充满创造力的生活情境，在丰富人们业余生活的同时，也对时下的人们造成不同层面的压力，进而影响了人的生理与心理健康。追溯历史，许多生理与心理健康专家在面对因为心理压力进而影响生理状况的病人时，除了建议病人服用医疗药物以及接受专业治疗，也鼓励案主能保留一些时间重视自己的内在需求。此概念源自传统的冥想（Meditation），佛教将此概念演化为禅的概念，并推行超过千年，目的在于帮助人们放松心情、专注，回归健康的自我。然而，这样的概念最近才逐渐被全球当代的临床医学及主流心理健康专业所接受，通过融合现代临床医学及心理学的理论与技术，以生理、心理及社会整合的观点（Biopsychosocial vision），针对病人需求，安排与设计治疗计划，以期达到最佳治疗成效。

（一）概念

本书是一本实务操作手册，为社工师、咨询师、学校以及医疗与心理卫生领域的专业工作者提供两类治疗方法：连想疗法与游戏治疗。内容包括不同的治疗技巧，使治疗师可运用灵活性来帮助儿童和青少年（以及成年人）在会谈中参与更多，并确保案主不会拒绝治疗计划。其内容更涵盖了创新的治疗方案，每一个治疗方案皆具备临床实务经验，强调能在有限的时间内达到最有效的心理治疗成果。

纵观连想疗法与游戏治疗的目的，在于提供治疗师可用于评估与观察个案的问题与议题，特别着重于案主的放松状况、情绪表达以及增强案主建立人际关系的能力。更进一步地鼓励案主将治疗过程中学习到的放松运动与技巧应用于日常生活中。因此，当案主已形成一套适用于自己的解压方法，便能够有效改善心理健康状况。同时，案主可以从中学习如何利用感官知觉，找到使自己获得平静的方法，有能力及时舒缓情绪，建立洞悉自己身心状态的能力，增强处理困难的自信心。

(二)治疗架构

本书内容以《精神障碍诊断与统计手册(第5版)》(*Diagnostic and Statistical Manual of Mental Disorder，Five Edition*)为基本理论依据,针对心理健康诊断、精神健康议题做分类。评估的方法是通过引导词将案主带入一个信任与安全的治疗情境,协助案主调整因特定议题或精神疾病诊断而产生的各种情绪与行为反应。依照个案的诊断及对治疗的反应,治疗师可依据临床状况,适时地运用系统减敏法协助案主觉察自己潜在的情绪,使其在安全与信任的治疗情境中,逐渐获得改善与有效的控制。

本书以创意为主的连想治疗和游戏治疗为架构,集结过去30多年的临床治疗经验,整合出具有独创性、着重关系改善,以及对特定事件进行减压的治疗方法。此类治疗方法,不仅强调基本理论架构,更重视通过治疗使案主从中找到自我赋权(empowerment)的策略,建立有别于以往的应对方式。更进一步地,为强调治疗的有效性,治疗师秉持优势观点,通过持续性的临床评估以及阶段性的治疗,协助案主整合自身感官感受,觉察存在案主内在之自我复原能力。这包括使用五种感官(鼻、目、口、舌、耳)来检测问题,并创意地找到解决方案。

(三)生理、心理与行为的互动

通过临床实证经验,明晰儿童与青少年行为及情绪反应的建立与发展;同时,结合三大架构、内部与外部要素、各式心理学理论基础,以合并时间轴、临床评估与处境为架构呈现。此架构整合影响人类行为的内部与外部观点;以思想—感受—行为之间的动态交互作用为三大元素(见图1-1)。

内部观点主要与人格遗传、本能反应有关;外部观点则着眼于案主的生态系统及社会关系,包括家庭、学校、朋辈关系、文化、信仰、经济状况以及社会政治环境等。治疗师依据案主过去经验、文化背景以及个人当下状态、临床情绪与行为表现,提供符合案主需求的计划。其中,主要的评估内容包括生活中与他人直接或间接的人际互动、社交状况、特殊生命事件、创伤经验,以及所有可能对案主造成生理、心理、行为影响的重大事情与因素。

心理分析理论旨在通过引导治疗,让案主过去的创伤经验呈现于临床

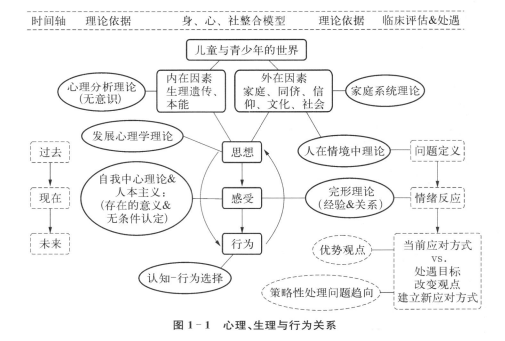

图 1-1　心理、生理与行为关系

（Caruth，1988；Polusny 和 Follette，1996）。在相互信任的前提下，治疗师将协助案主将压抑于无意识层（unconscious level）的创伤经验，提升至意识层（conscious level），并且在临床环境下，观察案主的生理、心理及行为反应。在此过程中，治疗师可与案主共同制订应对方法，当类似的创伤经验或临床症状出现的时候，案主可将在治疗室中习得的应对方法运用于日常生活中。

从外在观点来看，治疗师纳入社会环境因素，以人在情境中（Person-in-environment）以及家庭系统理论（family systems theories）（Goldenberg 和 Goldenberg，2014）作为临床评估的依据。为了评估案主的认知（cognitive）以及社会功能（social functioning），治疗师必须先了解案主的家庭关系、家庭成员之间的互动状况以及家庭成员如何定义与其他社交圈的关系，包括朋辈群体、信仰以及社会文化期待，等等。

从内在观点来看，主要从发展心理学着手，笔者采用埃里克森（Erik Erikson）的社会心理学理论观点（psychosocial development）、弗洛伊德（Sigmund Freud）的性心理发展学理论（psychosexual development）、科尔伯格（Lawrence Kohlberg）的道德心理学理论（moral development）、马勒（Margaret Mahler）的早期依附理论（early attachment development）、马斯洛（Abraham

Maslow)的需求层次理论(hierarchy of needs)以及皮亚杰(Jean Piaget)的认知理论(cognitive development)。上述各项理论皆是从儿童发展心理学的观点着手,包括心理、社会、道德以及依附关系等。然而,这些理论皆以人的基本需求为出发点,其中的交互作用机制复杂且可因时间与所处情境不同而有所改变,其影响甚至可波及案主的语言能力及认知发展。

以临床观点而言,治疗师通过上述提到的六大理论作为评估依据,协助案主将其内在正向能量以及优势最大化。笔者将上述六大理论加以整合,从主要理论及案主心理发展的观点开始,自儿童、青少年直至成年期为时间轴,汇整成表 1-1,以供临床治疗师参考。

埃里克森的社会发展心理学解释了人类从儿童到青少年期,在信任、自主性、主动性、勤勉力、自我认定与亲密关系的发展。此理论可作为初步评估的依据和支持创意疗法的设计,也可以作为证明成效的证据,以为将来作参考。例如,一位处于学龄期的幼童,有分离焦虑的状况,治疗师通过设计特定的游戏内容,确保孩子能轻松地进入玩的阶段,协助孩子建立信任感与学习表达自主性,从良好人际交往开始,从而提升新的应对能力。

社会发展心理学提供了多元素的解释,当人面对无法预测的生命改变时,如何应对社会心理议题。例如,生理成熟的转变,环境资源、生命阶段转变,生活事件与习惯等(Newman,2007)。每一个成长阶段,前一阶段的社会心理发展过程所完成的心理任务,可成为下一个阶段的"资源",并且可使个人应用于心理与行为发展、核心过程、心理社会危机及重要关系等面向所带来的挑战。然而,这些"资源"也为下一个心理发展阶段提供实际经验。

每一个心理发展阶段都是独特的,同时,养成个人的行为能力与心理状态(图 1-1),同时以心理学六大理论总表(表 1-1),提供治疗师对于发展的一个架构式概念。这些理论被选为本书的基础理论依据,主要因为这六大理论清楚地指出人的社会心理发展的阶段性目标与任务;此外,这些目标可作为进行临床评估以及处遇计划的参考。

弗洛伊德的心/性心理发展阶段明确地指出,人的心理发展会经历口腔期、肛门期、性器期、潜伏期以及青春期等阶段。这些心理发展阶段可作为临床的评估标准,以及解读案主的行为表现准备(client readiness behaviors)的依据,以协助治疗师设计出最适合案主的治疗方法。例如,当评估案主需要重建特定

表1-1 探索个人内在——以六大心理学理论为基础

发展阶段与年龄		人类发展学派					
发展阶段	年龄	埃里克森社会发展心理学	弗洛伊德心性心理学	科尔伯格道德发展理论	马勒早期依附理论	马斯洛需求层次理论	皮亚杰认知发展学
婴儿期	0~4个月	信任 vs. 不信任	口腔期	道德发展前期 阶段一:惩罚 vs. 奖励 阶段二:自我 vs. 重要他人	共生期	生理需求 安全需求	感觉期(个体凭借着感官器官,探索外界事物)
	5~7个月				孵化期		
	8~16个月	自主 vs. 羞愧与质疑	肛门期		练习期	社交需求(归属、爱、与重要关系人的情感联结)	
	17~24个月				复合期		
幼儿期	2岁						前运思期(自我中心,尚未能做出合乎逻辑的思考,只能使用简单的符号)
	3岁		性器期				
学龄前期	4岁	主动 vs. 愧疚		道德发展期 阶段三:寻求认可 阶段四:遵守法规	(情感)客体恒定期	社交联结(与朋辈群体)、社会认可	
	5岁						
学龄中期	6~12岁	勤勉 vs. 自卑	潜伏期			尊重、好奇心、认定、智力激发、创造力、潜能	具体运思期(具体性,具体思维,守恒性的概念,可逆性,自我中心逻辑思考去)
青少年早期	12~18岁	自我认定 vs. 角色混淆	青春期	道德发展后期 阶段五:共同合作 阶段六:伦理规范			形式运思期(假设—演绎能力,抽象思考,系统性思考)
青少年晚期	18~22岁	亲密关系 vs. 情感孤立/疏离				对美的追求	
成年早期	22~34岁	活力(传宗接代) vs. 停滞颓废	生殖期				
成年中期	34~65岁	自我统整 vs. 悲观绝望				秩序、内在平衡、对他人的奉献	
成年晚期	65岁						

的心理发展任务时,尽管游戏治疗可以为案主带来最大的治疗效益,但却只能从连想治疗中得到有限的治疗成效,主要是因为案主尚未达到上述心理发展理论所提及的心理发展任务。

科尔伯格(Lawrence Kohlberg)的道德发展理论,将儿童学习的对与错以及道德标准发展分为六个阶段。处于婴幼儿期的儿童,已经开始建立道德标准,但是,鉴于此年龄层的个案尚未具备健全的口语表达能力,因此,科尔伯格并未针对此阶段的婴幼儿提出道德发展的论述。根据理论,针对婴幼儿期的个案,治疗师在进行游戏治疗的过程中,可运用简单、明确的游戏规则,让案主能够清楚地观察,并且从中学习规范。更进一步地,通过引导式的治疗经验,让案主在过程中学习社会规范。

最近神经心理学的研究指出,儿童的行为发展在前三年起着重要作用(starting points,1996),特别是视觉和听觉的刺激,会促进儿童往后的学习成效(Moughty,2005)。此外,心理学者马勒(Margaret Mahler)等提出儿童与父母亲子关系的发展,可以通过依附关系和皮亚杰发展心理学"物体恒存"(object constancy)的概念,加强亲子关系的建立(Mahler,Pine 和 Bergman,1975)。儿童在心理发展早期若没有特定的依附对象,则须通过游戏的过程或是其他替代式的社会关系来学习如何建立健康的亲密关系(包括亲子关系)。根据马斯洛(Abraham Maslow)的理论,儿童早期的依附关系主要为满足其对于安全感、与他人情感与角色的联结有关。在社会心理的治疗环境中,在确立治疗目标之前,必须先评估儿童的心理发展状况。治疗师可以通过儿童的临床表现进行评估,如儿童与他人互动过程中的肢体动作、语言使用和情感表达。再者,根据皮亚杰的心理认知发展理论,儿童通过与他人动态的联结,学习肢体动作、思考模式、情感表达以及其合理性。婴儿期前期,认知发展直接影响了儿童感官能力的建立。在童年阶段,语言发展是其中一个联结个人思考、感受与推理能力的发展阶段;语言表达能力是通过社交活动联结个人与大环境的。

除了内部观点外,外在动态方向也具备临床实务的理论基础。心理治疗必须涵盖想法、思想、感受和行为的表达,因此,语言能力的发展被视为多方沟通的能力,包括语言和非语言、表达能力和动态学。换句话说,在临床上,当案主没有办法通过清楚的语言信息(talking cure)陈述自己的问题与困境的时候,治疗师的评估就需要合并考量案主的语言、非语言表达以及肢体动作。当治疗师将口语表达视为人际沟通的工具之一时，评估的架构则同时须合并思想、感受以及行为（Corey，2017）。这些实务工作的评估依据以及背景理论，决定了治疗师如何分析个案问题。再者，治疗师同时依据过往的实务经验，以及案主的外显行为、行为出现的时间性进行评估并安排治疗计划。更进一步地，人的思想分析是根据过去的经验，然而，人在情境中的体验与感受，影响了个人面对生活事件所带来的危机或突发状况的反应。

通过治疗师的引导，协助案主重新思考生活的意义以及存在的价值，通过这样的过程与经验，让案主在治疗的情境中，表达自身真实的感受。当案主自发性地决定打破现状，做出改变，在这个治疗过程中，案主会有机会探索自己的优势并思考生活的目标与意义。通过连想治疗的活动引导，刺激案主的感受、思考和行为。在设计治疗方案的过程时，案主自决（self-determination）也是一个重要的考量因素。在适当的引导下，治疗师依据评估结果设计的治疗练习，可协助案主建立一套新的应对机制，让案主可以灵活用于日常生活的情境中。

（四）处遇概念

本书中的治疗概念拥有广泛的理论背景支持。笔者在本书中整理了十大心理学理论，作为理论依据。尽管早期的游戏治疗理论主要以社会心理学理论与心/性心理发展理论为主，然而本书所陈述的创造性治疗方案，则是更多元化地运用了心理学理论以及全人的观点，包括心理分析（psychoanalytic）、人本主义（humanistic）、存在主义（existential）、完形心理学（gestalt）、沟通（communication）、行为分析（behavioral）、现实治疗法（reality）、结构理论（structural）、策略理论（strategic）以及焦点解决（Solution-focus）。上述理论都有其特定的理论假设，可作为治疗师进行临床评估、处遇计划与治疗技巧的基础和依据。

心理分析（psychoanalytic）和心理动力（psychodynamic）理论假设通过回溯过去，引导案主觉察自己长期处于无意识状态。通过这样的过程，案主和治疗师也可以进一步探讨案主过去的经验和未竟事务，以制订治疗计划。理论基础主要来自临床观察（clinical observations）。通过临床观察，促进个人内在动机更积极面对与思考自身的议题。以心理分析为着眼点，游戏和治疗活动的最终目标是增强案主的自我意识力量，并提升案主的内在解决能力。更进一步地，治疗的主要核心是通过治疗活动引导案主回顾与思考过去的生活经验与思维模式,进而刺激案主对于当前的治疗计划与方向有更深入的见解。尽管治疗师必须拥有理论依据、专业见解以及技巧,但游戏治疗以及连想治疗主要是以案主的状态为主要考量(client-driven),而非治疗师的主观建议或个人评断。

在处理过去议题之后,建议治疗师可以在过程中,评估案主对于当前议题的感受以及与过去事件的联结。本书的治疗核心概念是以人为本,并结合存在主义、完形理论和沟通理论等当代理论(Goldenberg 和 Goldenberg,2007;Satir,1972)。假设一个人的人格可以透视个人的眼光以及他人的评价,那么专业环境则提供了一个安全的媒介,使个人能够充分地表达自己的感受,此为"自我透视"的过程。其中的关键是为案主提供一个受鼓励与舒服的治疗环境,协助案主个人意识的提升和呈现,以及建立健康的专业关系与人际关系。

过去、现在与未来是相互关联的,因此,本书所采用的理论不仅能够完全支持本书所设计的游戏治疗与连想治疗活动,还考量了案主的未来发展与走向。理论包括行为理论、现实治疗法、结构理论、策略理论以及焦点解决理论。未来主义的治疗趋向是着重目标性的。因此,本书中的每一个治疗方案都有明确的治疗目标。治疗目标的设定,使得治疗方案更具备治疗方向与意义。每一个理论皆明确地指出问题评估的需求、着重的目标以及治疗成效的评估。着重行为取向的治疗方案,不论是否有治疗师在案主身边引导,皆能够让案主经历一段特别的自我导向(self-directed)的治疗经验。治疗成功的关键在于通过治疗目标设定的过程,增强案主的自信,使其相信已经具备自我改变的能力。

理论依据不仅能详尽地描述创造性治疗方案的意义,还能够协助治疗师弹性地运用案主过去、现在、未来与不同时空的状态,协助分析个人或家庭面对当前内在(internal)与外在(external)的因素,处理个人情绪和环境的冲突。更进一步地,理论依据将有助于治疗师将案主的思维、感受和行为整合纳入治疗处遇中,以提升专业服务水平与治疗的有效性。更全面的创造性治疗理论基础,请参阅本书最后列出的参考文献。

(五) 理论统整

1. 心理动力分析理论(Psychodynamic Theory)

(1)基本假设

● 人格的养成从人出生之前开始,出生之后则继续发展。

- 本我、自我、超我主导了个人的行为和人格发展。
- 当自我或超我的能力未成功地在人的内在得到统一,则可能引起心理障碍。
- 防卫机制(Defense Mechanisms)主要为个人自我保护。

(2)处遇目标

- 通过与案主会谈,分析并理解个人意识与无意识。
- 为了培养最佳的心理发展,以健全与发展个人的心理结构与功能为目标。
- 通过了解,增强个人对于行为改变的自我觉察。

(3)治疗意义

- 与案主建立关系可通过获取信息来达成。
- 通过临床观察,了解案主的心理与社会功能。
- 以适合案主年龄发展的沟通方式与案主会谈。

2.人本理论(Humanistic and Person-Centered Theory)

(1)基本假设

- 案主的确认可以提高治疗意义。
- 儿童、青少年或家庭成员皆能融入治疗情境中。
- 治疗师和案主的治疗关系是很重要的。

(2)处遇目标

- 提供最好的治疗环境,引导案主达成自我实现(self-actualization)。
- 提供正能量(positively reinforcing)的环境,以降低紧张与冲突。
- 通过同理的会谈与沟通,了解案主的想法与立场。
- 通过理解案主的内在感受,协助处理内在冲突。

(3)治疗意义

- 建立温暖与友善的专业关系。
- 带出案主真正的自我。
- 协助案主在自然的情境中建立自信。
- 尊重案主自我解决问题的能力。
- 正视案主的优势与缺点。
- 保持开放的沟通。

3. 存在理论(Existential Theory)

(1)基本假设

● 每一案主都是独特的。

● 选择、自由、责任与自我决定是重要的生活要素。

● 每个人都是自己生命的主角,通过整合自我内在的状态与议题,形塑独特的自我。

(2)处遇目标

● 协助案主了解自己是自由、独立的个体,进而能自我觉察而发现自己的潜能。

● 挑战案主认知自我行为与动作所带来的后果。

● 指出责任与自我选择的自由相伴随。

(3)治疗意义

● 增强案主的自我觉察。

● 允许案主做自身状态的解读。

● 观察案主的近况。

4. 完形理论(Gestalt Theory)

(1)基本假设

● 个人必须对自己的行为与经验负责任。

● 治疗师陪同案主一同体验,包括案主的感受、想法与行为。

● 案主有能力看、感受、思考与解读。

(2)处遇目标

● 协助案主放松,恢复自我支持(self-support)的能力。

● 协助案主建立自我觉察(self-awareness)的能力。

(3)治疗意义

● 强调"现时"(情绪、思维、行为)的重要性。

● 进行角色扮演或是想象案主生活中的重要事件与情境。

● 观察案主的非言语行为。

5. 沟通理论(Communication Theory)

(1)基本假设

● 通过适度的沟通建立关系。

- 害怕被拒绝是一种自我概念(self-concept)的威胁。
- 好的成长环境将有助于个人自我价值(self-worth)的建立。

（2）处遇目标

- 寻找并建立良好的支持系统。
- 强化个人的成长与发展。

（3）治疗意义

- 允许案主在放松的情境中表达自我。
- 了解案主在家庭中扮演的多元角色。
- 观察案主的沟通模式。
- 鼓励人与人之间的沟通。

6. 行为与行为认知理论(Behavioral and Cognitive-Behavioral Theory)

（1）基本假设

- 人类行为是可以学习与更新再学习的。
- 行为与思考模式是有关联的。
- 游戏和放松技巧适用于案主不同的发展阶段。

（2）处遇目标

- 发掘案主的增强（reinforcement）、因果（consequences）与认知(cognition)模式，进而协助案主觉察自己的负向模式。
- 通过有限制的时间与有组织的治疗计划，协助案主建立恰当的行为模式。

（3）治疗意义

- 以自然的方式观察行为以及思考模式。
- 提供自由的环境，让案主学习积极强化（positive reinforcement）的行为模式。
- 评估进步与改变。

7. 选择理论(Choice Theory)

（1）基本假设

- 一个人展示特定的行为模式是为了达到某些目的。
- 每个人都需要爱与被爱，也同时需要感受自己与他人的价值。
- 负强化(negative reinforcement)无法为案主带来改变。

（2）处遇目标

● 教导案主使用策略去满足自己责任方面的需要。

● 通过适当的选择方式以开发案主的最大潜能。

（3）治疗意义

● 发掘案主的需求。

● 理解案主未被满足需求的经验。

● 沟通与建立有责任的行为。

8．**结构理论**（Structural Theory）

（1）基本假设

● 案主的行为模式反映其家庭的结构。

● 案主的问题，反映了一个家庭在结构上产生的问题和障碍。

（2）处遇目标

● 重新建构一个家庭，协助降低或增加案主的特定行为。

● 协助家庭成员重新学习与家人之间互动的方式。

（3）治疗意义

● 协助家庭成员通过选择可行的"工具"来处理眼前的议题。

● 观察和分析沟通模式。

9．**策略理论**（Strategic Theory）

（1）基本假设

● 人们皆有被爱、控制、被保护以及被原谅的渴望。

● 找到相异之处来创造改变是很重要的。

● 案主展示的问题是控制关系的策略之一。

（2）处遇目标

● 寻找差异和不同的观点。

● 解决当前议题。

（3）治疗意义

● 重新定义当前所面对的议题。

● 通过治疗活动，将案主的议题视觉化，以作为临床观察的桥梁。

● 淡化案主的负向经验，建立正向的联结。

10. **焦点解决理论**（Solution-Focused Theory）

（1）基本假设

● 将案主视为发掘问题的专家。

● 焦虑会渗入案主自我陈述问题的过程。

● 解决问题的焦点是推动改变。

（2）处遇目标

● 创造新的事实，让案主能够有机会选择。

● 指出案主的优势与资源。

● 指出案主过去的努力经验与基础。

（3）治疗意义

● 通过创意方法达到治疗目标。

● 通过焦点解决的沟通方式（参考书末的治疗式提问），提升案主解决问题的自我意愿。

● 肯定案主过去的经验。

二、临床服务的实践阶段

前面章节从理论的观点，说明了治疗师的工作理念。此部分则是列出最常运用的临床治疗过程，从临床观点着眼，提供在不同实践阶段中，治疗师经常使用的实践技巧、临床步骤与实践评估的处遇方向，如表 1-2 所示。

表 1-2　临床治疗过程

实践阶段	实 践 技 巧	临 床 步 骤	实 践 评 估
关系建立	● 关心案主 ● 进入案主的世界或思维模式 ● 观察案主的情绪状态	● 与案主交谈在学校、工作场所和在家里的生活片段 ● 分享感受以引导案主讨论目标问题 ● 理解案主内心的想法 ● 确定案主的优势和劣势 ● 观察语言和非语言的行为及表现	● 记录案主与朋友、家人、老师或其他人一起时的参与度 ● 记载处理危机或问题时使用的应对方法 ● 记录观察得到的事实 ● 确认案主对会谈环境舒适度的认可 ● 做案主的榜样

续　表

实践阶段	实践技巧	临床步骤	实践评估
问题/症状评估	● 收集关于家庭的资料 ● 访问案主应对各种情况的表现 ● 评估可能发生的虐待儿童、家暴或自残行为 ● 用游戏治疗或使用联想疗法，帮助案主放松 ● 提出治疗问题来确定议题并制订介入策略	● 询问日常生活 ● 确认案主喜爱的活动 ● 评估安全 ● 通过游戏进一步建立关系，同时收集资料 ● 通过游戏治疗了解案主对问题的看法 ● 观察显著的损伤以确定虐待儿童和家暴或自残的症状 ● 提出安全顾虑以及关注案主在安全的情况下可做什么 ● 使用量表来识别问题的严重性和案主的看法 ● 评估案主对现实的信念 ● 提供综合心理评估 ● 询问父母或照顾者有关案主的行为和表现	● 评估收集到的资料 ● 评估案主对过去事件或创伤的感受 ● 根据案主的情况，向案主提供建议 ● 比较案主以往的经验以及对目前治疗的感想 ● 记录案主的投入程度 ● 使案主感到治疗师提供的练习是有帮助的 ● 重温治疗师的同理态度 ● 确认如何影响案主对问题或人际关系的看法 ● 确定但不使用病理学的观点 ● 不要问"为什么" ● 评估使用受虐待儿童治疗工具以保障其安全
介入/干预	● 使用治疗式的提问 ● 适当地做自我披露 ● 增强案主的参与动机 ● 运用同理心 ● 使用理论方法来解决过去、现在和将来的问题	● 教导案主应对技巧 ● 分析健康或不健康的防御机制 ● 设定目标 ● 应用案主自我披露的信息 ● 强化案主思考复原的方法和能力	● 需要时修改治疗目标 ● 分析有助于案主的治疗方法 ● 引导案主应用和建立正面的能量 ● 采取治疗师自我披露的治疗方法，是为了案主的最大利益 ● 记录案主实现目标的活动 ● 回应案主的观点 ● 肯定案主的感受 ● 保持清晰的界线 ● 分享明确的角色和期望 ● 不要果断下结论，但要求案主澄清 ● 表达治疗师对案主的关心

实践阶段	实践技巧	临床步骤	实践评估
综合评估及总结	<ul><li>评估现实的可行性</li><li>做最终的评估工作</li><li>准备结案</li></ul>	<ul><li>讨论结束的意义</li><li>使用量表再次评估问题的严重性和案主的看法</li><li>鼓励案主练习克服恐惧的方法</li><li>鼓励案主自信地抓住新机会</li><li>知悉结案也是一个开始</li><li>鼓励案主使用新技巧与他人互动沟通</li></ul>	<ul><li>记录案主学习的技巧</li><li>记录完成的目标</li><li>增强案主在分享成功或担忧方面的参与度</li><li>强化案主的长处</li><li>至少用一次面谈的机会做正式总结</li></ul>
治疗后的追踪	<ul><li>与个人和家庭沟通</li><li>使用治疗式提问</li><li>计划跟进的评估</li><li>介绍自我导向的方法</li></ul>	<ul><li>跟进进展和生活状况</li><li>提供有关案主成就的建议</li><li>分析过往成功的、去除障碍的方法</li><li>鼓励案主有需要时再次联络</li></ul>	<ul><li>表扬案主的长处</li><li>记录案主自我评估和服务评估的依据</li></ul>

三、进阶临床技巧

本书提供了各式连想治疗与游戏治疗的方案,但是,在治疗过程中,案主是否能够顺利进入治疗情境,以及治疗师如何有效地处理案主于治疗过程出现的各种情绪、认知与行为的反应,都成为治疗师需要注意与觉察的重要项目。同时,治疗师亦须通过审慎的临床评估,才得以判断出如何运用进阶治疗技巧,才能协助案主处理治疗过程中出现的各种状况以及自身的反应。以下两项进阶临床技巧,供读者参考。

(一) 进阶技巧一:表格与评量

情绪的表达是心理治疗中的一个重要过程。图1-2是我们用来协助案主表达他们的情绪,以及治疗师进行临床评估的一项依据。这些情绪图表可用于连想治疗中,协助案主觉察与表达自己的情绪。在治疗中,治疗师通过治疗式

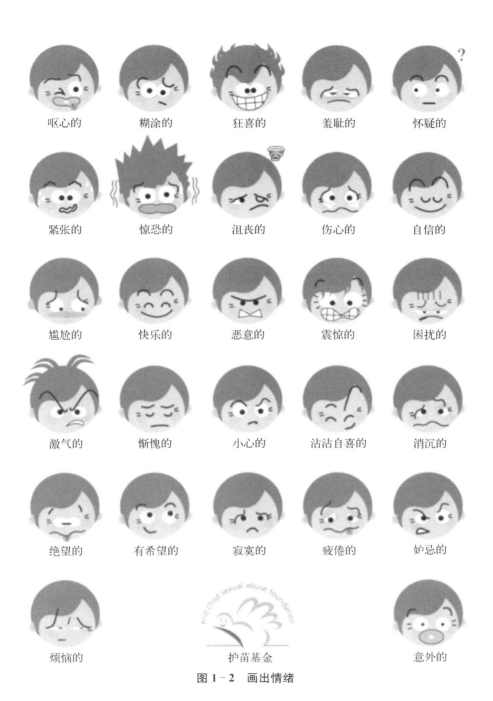

图 1-2　画出情绪

活动进行评估、发掘以及治疗案主的创伤性情绪。香港护苗基金会设计了一张有 27 种情绪的图,笔者得到使用权和发布权,以供治疗师运用。此图可协助治疗师设计治疗方案,并协助案主觉察自身的感受。

不同于其他的情绪图,这张图具备以下特色。

图上有 5 张正向情绪的面孔,主要为广受大众接受和期待拥有的正向情绪;另外 22 种负向情绪,主要与负面压力情绪有关,或是对案主产生负面影响的情绪反应。

案主可设计其他正向情绪,以取代那些额外的负面感觉。

正向情绪与负向情绪是交错排列的,案主可以找出哪些是负向而需要更换的情绪。

治疗师可剪下这些图,灵活运用于治疗方案中。治疗师亦可灵活使用于其他游戏治疗中,如配对、钓鱼、猜谜、滑梯与梯子等。在治疗过程中,治疗师可协助案主建立关于自身情绪反应的正向认知;没有错误的情绪,同时也可以有不同且交错的感觉,每一种情绪反应都是可以被接受和有意义的。在治疗过程中,治疗师需关注与评估案主的负向情绪。

情绪活动

人都有情绪。在任何时间,人可以有一种以上的情绪:我们可以有混合式的情绪以及疑惑的情绪;我们可以有单一的情绪,也可以有复杂的情绪。此时,就让我们来分享自己的情绪。

让我们先来分享此刻自己的情绪,接着我们再来比较治疗后,心情释怀后的情绪。

此刻的情绪 日期:_____	释怀后的情绪 日期:_____

情绪字眼

生气的、焦虑的、惭愧的、无聊的、欢乐的、有信心的、疑惑的、冷静的、忧郁的、恶心的、狂喜的、尴尬的、愤怒的、兴奋的、精疲力竭的、有动力的、很棒的、快乐的、滑稽的、有希望的、幸福的、孤单的、痴情的、生气的、还可以的、放松的、难过的、满足的、惊讶的、害羞的。

还有难以表达的情绪感受吗？让我们一起探讨吧！

（二）临床技巧二：空椅治疗法

工作目标

当案主表达了面对亲友或是特定议题时，治疗师可运用空椅治疗法协助案主表达自身的害怕、愤怒或各种复杂情绪，以及面对各种反应。

案例示范： 以案主面对父亲的个案为例。

引导词

让我们一起通过接下来的活动，给自己一个机会来练习，如何以正向的方法与态度来向你的父亲表达你的感受与情绪。在活动过程中，我会问你一些问题，你就用你当下的感受，以最真实的反应回答。如果你感到不安，可以不用回答。我则会继续问下一个问题。或者，你可以让我知道你的状态，我们可以随时停止练习。这样的安排，你有没有什么意见呢？（暂停片刻）现在，请闭上眼睛，做几个舒服的深呼吸，用一些时间让自己放松心情。当你准备好的时候，请让我知道。（暂停）现在请睁开眼睛，我们一起假设一些情境。

空椅治疗技巧

1. 没有椅子（Without a chair）

假设你的爸爸正坐在治疗室里，他刚听到你的话，你认为他会对你说些什么？

2. 有椅子（With a chair）

这里有张椅子，假设你的爸爸坐在这椅子上，用几秒钟的时间去想象这个状况，你会告诉他什么？

3. 直接对话（Direct dialogue）：当案主开始与治疗师对话，鼓励他直接对

椅子说话

看着这椅子,想象他就坐在这里,直接说出你的感觉。

4. 角色扮演(Role play):当案主不愿意看着椅子

我知道你不希望他在这里,或者你很难想象他在这里。不如试试看,你看着我,把我当成你的爸爸,尝试说出你的感受和想法。

5. 椅子对调:角色互换(Swapping the chairs:role reversal)

现在,让我们试试这个方法。假设你坐在这张椅子上(邀请案主坐在椅子上),假设你是你的爸爸,你会对你的女儿/儿子说些什么呢(治疗师指着案主原来的椅子)?

请案主用父亲的角色及语气说话。

现在,请你回到你自己原来的椅子上,对于刚才爸爸说的话,你有什么想法或是感觉呢?(暂停,等待答案)

很好,那么现在你有什么想跟爸爸说呢?

6. 演戏(Drama)

现在,请你扮爸爸的角色,仔细聆听我的话,并重复我说的话。

女儿/儿子,我对你做了这些事。(治疗师邀请案主复诵)

过去,我一直没能告诉你,我对你感觉很抱歉(案主复诵)

因为,我不知道怎么对你说。(案主复诵)

但,我的孩子,请你相信我,我真的很爱你。(案主复诵)(暂停)

做得很好,现在,可以请你告诉我,你感觉如何呢?(鼓励案主表达)

现在,我们再看看爸爸坐的那张椅子,你觉得爸爸会如何回应你说的话呢?

现在,请你扮演爸爸的角色,仔细聆听我的话,并重复我说的话。

女儿/儿子,我对你做了这些事。(治疗师邀请案主复诵)

过去,我一直没能告诉你,我对你感到很抱歉。(案主复诵)

因为,我不知道怎么对你说。(案主复诵)

但,我的孩子,请你相信我,我真的很爱你。(案主复诵)(暂停)

做得很好,现在,请你告诉我,你感觉如何呢?(鼓励案主表达)

现在,我们再看看爸爸坐的那张椅子,你觉得爸爸会如何回应你说的话呢?

7. 还有一件事(Telling one thing)

如果你的爸爸现在回来了,他想要跟你说一件事,你想他跟你说些什么呢?

你听了之后,会怎么回应他呢? 你可以在这里直接告诉他。

8. 总结提问(Summary)

我们的练习完成了,从这次的经验,你得到了什么? 你有什么感觉呢? 你觉得自己有什么改变吗? (暂停)事实上,你的爸爸今天没有来治疗室,等你跟他见面的时候,你可以尝试着用我们今天练习的表达方法,以及新的观点去跟爸爸互动。

若案主的父亲已经过世或不会出现在案主的生活圈,可改变问法:

● 如果未来有一天,当你再想起他的时候,你就可以尝试地放松心情了!

● 你现在可以试试说:"爸爸,我想跟你说一声再见。""爸爸,我愿意原谅你。""爸爸,我想你。""在这个过程中,虽然,我失去了＿＿＿＿＿＿,但,我却得到了很多东西。"……亦可邀请案主自由发挥。

● 在跟爸爸正式道别之前,你想跟他说些什么呢?

(三) 高水平空椅技巧的运用

工作目标

在督导会议中处理案主面对空椅时心理上的障碍。

处理情况

当治疗师告诉其督导(Supervisor)使用空椅治疗时觉得技术不奏效,这可能是与四种应用障碍有关。若没有通过恰当的处理,可能会影响治疗师未来给案主提供治疗的信心。经过问题的累积,也有可能形成治疗师心理上的负担,导致工作疲劳,甚至延伸出更多的负向情绪。因此,在督导的过程中,督导可通过更高水平的空椅技巧和治疗师演绎案主可能面对的困境,从而设计如何处理案主心理障碍的方法,以及协助治疗师重拾信心。

反移情法

空椅技巧不仅可使用在个案的治疗情境中,亦可以发挥于治疗师的督导过程中。在提供治疗服务的时候,难免可能触及治疗师自身的议题或自信心。这种技术是要求治疗师假装成为自己的案主,为了观察如何跳出一般实务的"框框",以灵活的方法去应对工作上的难题。

个案一： 案主感到有压力（Stressed）

督导： 先前你提到了，你的案主在面对空椅练习时，表现出很焦虑的情绪，没有办法进入治疗情境。现在，我们一起来做角色扮演，重现你们会谈的过程，由你来扮演你的案主，我来扮演治疗师的角色。让你同时观察，我以一个治疗师的角色，怎么协助案主处理他的在治疗中的压力。

治疗师： 好的，那么我现在就以案主的角色跟你一起练习。

（角色扮演：督导扮演**治疗师** *，治疗师扮演**案主** *）

治疗师*： 现在，假设你的父亲就在治疗室里，他就坐在旁边这张椅子上。请你看着这张椅子，尝试着把你想对爸爸说的话说出来。

案主*： 不行，我觉得我现在还不想跟爸爸说话。我办不到！

治疗师*： 我感觉到了你的压力和情绪。（暂停）

案主*： 是呀！我现在还没有办法面对他。

治疗师*： 好的，没有关系，我了解。那么，我们先从让你放轻松，舒缓一下你的压力开始，好吗？（暂停，观察案主的反应）现在，请你跟着我做一个放松的运动，我们先从调整自己的呼吸开始。（暂停）现在，请闭上眼睛，用几秒钟的时间让自己放轻松。（暂停）请跟着我的声音，调整你的呼吸，吸，吐，吸，吐……做得很好！感觉好一些了吗？

案主*： 有好一点了！可是，我觉得我还是没有办法继续。

治疗师*： 了解，没有关系。那么，我们再做一次呼吸运动，好吗？不要着急，我们慢慢来。现在，只需要集中注意力让自己放轻松。（暂停）现在，再一次请你轻轻地闭上眼睛，并且跟着我的声音，开始调整自己的呼吸，吸，吐，吸，吐，吸，吐……（可多重复几次，直到治疗师可以明显地观察到案主已经放松）做得很好！感觉好一些了吗？（暂停）当感觉舒服一点的时候，请让我知道。

（回到督导情境与治疗师进行角色扮演的回顾与重点提示）

督导： 现在，我们再回到我们的督导会谈。你觉得清楚一些了吗？可以请你告诉我，从刚才的角色扮演中，你学到了什么经验吗？

个案二：**案主拒绝**（Refusal）

督导：　刚才,你提到了你面对案主拒绝参与空椅对话,你有些烦恼。

治疗师：　是的。案主向我表示,他觉得他的父亲不会想听他说话的! 面对这样的状况,我可以怎么协助案主呢?

督导：　了解。那么现在,我们一起来做角色扮演,由你来扮演案主,我来扮演治疗师。通过这个过程,让你观察,我是如何引导案主,让他能够卸下自己的成见,进入治疗情境。

治疗师：　好的。

（角色扮演：督导扮演**治疗师***,治疗师扮演**案主***）

治疗师*：　现在,我们一起做一个空椅活动,这个活动,可以让你有机会练习,如何把你的想法告诉爸爸。（暂停）假设,你的爸爸就坐在这张椅子上。可以请你尝试着把你想对他说的话说出来吗?

案主*：　我觉得,他现在不会想听到我讲话。

治疗师*：　是的,就是这一句话,请你再说一遍。这一次,我想请你对着这张椅子说。

案主*：　看着椅子,再把这句话说一遍?

治疗师*：　是的! 你可以尝试看着说:"爸爸,我觉得,你现在不会想听到我讲话。"

案主*：　爸爸,我觉得,你现在不会想听到我讲话。

治疗师*：　非常好! 再说一次,这一次,你可以更自然地把你心中的情绪,顺着你的话表达出来。

案主*：　爸爸,我觉得,你现在不会想听到我讲话。

治疗师*：　做得太好了! 再说一次!

案主*：　爸爸,我觉得,你现在不会想听到我讲话!

（回到督导情境与治疗师进行"角色扮演"的回顾与重点提示）

督导：　当面对案主的拒绝,治疗师首先需要接纳案主的情绪反应与想法。

个案三：案主不确定（Uncertainty）

督导： 现在，我们一起来假设一个情境。当你的案主总是对你说，"我不知道"，并且，他也不确定用什么话语进行对话的时候，就可以使用空椅技巧。

治疗师： 是的，不过，我还是感觉有些模糊。

督导： 了解。那么现在，我们一起来做一次"角色扮演"的练习。现在，请你扮演案主，我来扮演治疗师。我们就从空椅练习开始。

治疗师： 好的。

（角色扮演：督导扮演**治疗师***、治疗师扮演**案主***）

治疗师***：** 现在，假设你的父亲，就坐在这张椅子上。（暂停）请你用几秒钟的时间，想象一下这个情境。（暂停）你会想对爸爸说些什么呢？

案主***：** 我不知道！

治疗师***：** 那么，请你试试看，再想象一下。（暂停）

案主***：** 我真的不知道。

治疗师***：** 没关系的。那么，我们换一个方式练习。你可以不必看着我，但，我想请你尝试性地说以"我感觉不到"或者"我感到"作为句子的开头，把你心里的话说出来。

案主***：** 我感到……我感到很失望。小时候，你很强制地不允许我跟朋友出去玩，要我留在家里，对于这件事情，我到现在回想起来，还是感觉很失望！我还是无法理解你当时为什么要这样做。

治疗师***：** 非常好！那么，现在，我们利用这个机会，你可以继续把你刚刚的话说完。就好像直接对爸爸说话一样。

案主***：** 我希望，以后不用凡事都要得到你的批准，我可以做任何我喜欢的事情。因为，我……我已经长大了，我已经不再是小孩子了！

治疗师***：** 非常好！我听到了你想说的话了！

（回到督导情境与治疗师进行"角色扮演"的回顾与重点提示）

个案四：案主抗拒（Resistance）

督导： 刚刚你提到了你的案主在进行空椅技巧时无法放松，心理上仍然有抗拒，但是，你不知道该如何引导案主。

治疗师： 是的。我可以感觉到案主是愿意尝试练习的，可是，他似乎一紧张，就没有办法开口了。

督导： 好的，了解！不如我们现在来做一个"角色扮演"的练习。请你扮演案主的角色，我当治疗师。就从你刚刚提到的那个情境开始，在进行角色扮演的同时，你也要记得观察我是如何协助案主的，好吗？

治疗师： 好的。

（角色扮演：督导扮演**治疗师**[*]、治疗师扮演**案主**[*]）

治疗师[*]： 现在，我觉察到你因为爸爸的关系，而没有办法放松。（暂停）

案主[*]： 是的。我只要想到他现在正坐在这张椅子上，我就感觉很紧张！

治疗师[*]： 好的，那么，我们换一个方式进行。（暂停）现在，轻轻地闭上眼睛，想象一下，你的爸爸现在愿意坐下来好好地、安静地听你说话。你会想对他说些什么呢？（暂停）想好了吗？（暂停）当你想好的时候，就可以睁开眼睛，把你想到的话告诉我。

案主[*]： 我现在还是感觉很紧张，完全无法放松。

治疗师[*]： 我明白。那么，请你说说，当你有这种感觉的时候，在你的脑子里面，有没有出现什么样的画面呢？

案主[*]： 我实在没有办法想象，对我来说，这太难了。

治疗师[*]： 好的，没有关系，我了解。这确实是很不容易的！那么，请你就把现在这种"太难"的感觉，尝试地说给我听，好吗？

案主[*]： 我觉得，对我来说，很困难的是，我努力地想要把话告诉他，想对他说出我的失望。但是，不知道为什么，每当我想到这里，我的嘴巴就动也不动了。

治疗师[*]： （以邀请的手势）好的，那么现在，请你试着放松心情，试着把你心里想说的话说出来。

案主[*]： 我做不到，因为，实际上，他不在这里。

治疗师[*]： 你会不会其实是不希望爸爸在这里呢？

案主[*]： 不是的！我希望他能在这里，我也望能把想说的跟他说，只是，我现在无法想象。

治疗师[*]： 不然这样子，请你看着我，试着把你的感觉大声地说出来。

案主[*]：　好的,这样好像比较容易一些。其实,当我感觉爸爸不在这里的时候,我就能够放松一些了。

治疗师[*]：　很好,现在你已经把你的感觉说出来了!

(回到督导情境与治疗师进行"角色扮演"的回顾与重点提示)

▶▶ 第二章　　连想治疗

自然疗法（Natural Healing）可追溯至古，先人们用于专注自身身体及心灵的联结。然而，当代西方社会认同自然疗法的核心概念，并推广于日常生活及健康医疗领域。有鉴于现代人复杂的人际关系、凡事讲求效率的生活形态、环境严重的污染以及步调紧凑的生活模式，导致人们的身心长期处于高度压力与紧张的生活环境。回顾过去，许多健康及心理卫生专业人员鼓励人们通过持续关注自己内在的声音，作为不断调整生活步调的依据。禅修源起于数千年前，传统佛教用来帮助人们专注及放松。当今社会承袭这样的概念，持续鼓励现代人将其实践于日常生活。这样的理念已广泛受到当代社会心理健康领域专家接受与运用。

顾及广泛及多元人口的最大福利及需求，各式各样的自然疗法被相关领域专家使用、研发与更新。典型的自然疗法包括：① 传统式的禅修（Meditation），静坐与沉思；② 肌肉放松（Relaxation），运动不同的肌肉群，通过紧绷肌肉与放松肌肉的过程，感受其中的差异；③ 音乐治疗（Music Therapy），聆听轻音乐及带引音乐以进入内心的平静美妙状态；④ 引导疗法（Guided Therapy），由治疗师使用引导话语使案主进入联想世界，从不同面向体验，以达到治疗目的。

合并上述四种自然疗法，连想治疗是整合这四种类型（静、轻、美、连）的自然疗法，以治疗师作为连接（Link）的桥梁，因此被称为"连想"（Linked or Guided Imagery）。从静坐与放松至平静联想，提供各式放松、身心联结、视觉影像以及身体意象等治疗式活动。这些治疗式活动，着重于鼓励案主运用并专注于感官知觉（包括听觉、视觉、嗅觉、触觉）以及经验感受为连想重要的部分，来体验身体及心理状态的改变。此类的治疗式活动，皆依照案主需求以及特质尽兴专案治疗计划，并咨询主治医师，使医疗团队了解个案治疗过程与身、心状态。

（一）概念

心理学家弗洛伊德著名的心理学精神分析方法——自由联想治疗法（Free Association），被运用于当今的临床治疗中。主要通过让案主在具备信任、安静的治疗环境,治疗师邀请案主自由发挥,联想脑中所浮现的情境与想法。治疗师的角色,主要为听取案主的叙述,从中发掘与分析案主压抑于潜意识的冲突与矛盾事件,并记录、汇总出案主完整的心理图像。

然而,连想治疗(Linked and Guided Imagery)是一种温和,并且通过正向、积极的治疗技巧,直接地处理案主的议题。一般人对于连想治疗的认知,往往停留在想象或是"心理意境"的层面。然而,连想治疗更确切的治疗内容是联结案主所有的感官感受、心理状态、过去经验与当前正在处理的议题。连想治疗着重整合、联结一个人生理、心理与社会等层面。通过治疗师的引导,以"全人"的概念,协助案主关注自己所有真实的感受以及每一个心念运动。

(二) 临床与实务

连想治疗在临床上,主要着重于专注与自我觉察两大要素。在治疗师的引导之下,进行重复性的刺激以及口语练习,包括单词(如美好的、好棒等)、短语(如你感觉是放松的、你感觉是好的等)以及一系列动作(如吸气与呼气、憋气、将心里不舒服的感觉随着呼气的过程离开体内)。通过连想治疗进行的过程,使案主进入深沉放松的状态。在治疗师的引导下,案主可能获得更多的治疗成效,也能够从中学习简单的自我放松技巧。例如,想象你正穿越一座森林,你看到了什么? 当你走在森林步道上,看到一棵树、一只动物、好几棵树、好几只动物,让你有什么样的感觉呢? 例如,当一位案主经常性地经历失眠、逃避触碰特定的情境,本书中的治疗式活动,提供案主一个放松的情境,协助案主进入自己的心理状态。"安静的治疗环境"是有其需要的,特别是在第一个疗程及治疗前期。但是,当个案熟悉治疗方法之后,则非绝对需要。连想治疗主要着重协助案主关注于自身心理状态,因此,治疗师应多使用口语引导,尽量减少使用辅助性道具。除此之外,治疗师可多以赞美的词语,给予案主正向的支持,并且协助案主建立自信心。

Olness 和 Kohen(1996)将连想治疗的技巧分为八大类:视觉意象、听觉意象、动作意象、叙事法、心念运动、渐进式放松、眼睛凝视以及生理回馈。本书将重点介绍以下六种意象反应,可供治疗师临床依照个案需求加以运用,以协助个案有效地进入治疗情境。

1. 视觉意象:最喜欢的地方、各种动物、花园、最喜欢从事的活动、云朵和天空、颜色创造或混合、数数字、字体呈现、写信。

2. 听觉意象：唱最喜欢的歌、乐器弹奏、听音乐、歌曲创作、自我对话、与他人诉说。

3. 动作意象：飞毯、各式运动、弹跳球、大地游戏、走在小路上、种一棵树、浮在云朵上。

4. 叙事法：地点——小路、草地、河流、温暖的阳光下、海边、安全的地方、偏僻的孤岛；人——自己、父母、手足、老师、神、天使、朋友、表(堂)兄弟姊妹、祖父母、电影明星、歌星、王子与公主、国王与皇后、小婴儿、小男孩与小女孩；动物——兔子、猴子、豹、猫、狗、鹦鹉、鸟；其他——彩虹、四季、叶子、微风、舒服的感觉、好的结果。

5. 心念运动：紧握拳头、伸展手臂、放松肌肉、移动身体。

6. 渐进式放松：平衡放松六大肌肉群、呼吸运动、给予赞美、意象回馈、放松的泰迪熊、比较不一样的放松方法。

(三) 临床运用

持续性的放松运动，可以协助个案达到身心层面的修复。这些放松的运动，也运用于连想治疗中。连想治疗的目的，主要在于通过治疗师的引导，协助案主面对生活经验与关系的探索与界定，包含与治疗师的治疗关系或是个人生活面与他人的关系。在后面章节的治疗范例中，若有特定的治疗目标，笔者将提供特定性的治疗式问题，借以引导案主在治疗师的引导之下，针对自身所面临的议题进行思考。其他一般性的连想治疗中所运用的治疗式问题，皆属于较一般性的引导性问题。治疗师可于治疗期间，针对个案需求与反应，自行调整。

治疗师可多鼓励案主，于生活情境中，善加发挥在治疗室里的治疗经验。特别是当案主在面对生活情境而引发焦虑、压力感时，案主有能力运用自我协调与放松的方法，以协助案主即时放松与处理自己的情绪反应。为了鼓励案主将治疗经验运用于生活中，治疗师可事先录制一套治疗引导词的声音档案，提供案主于家中使用。除此之外，在鼓励案主于生活中运用自我放松的方法前，治疗师需先在治疗过程中进行临床测试，观察与评估案主对于治疗的反应与适用性。让案主带回家使用的治疗录音档，治疗师需加入使用引导说明，协助案主正确使用。

连想治疗并不一定适用于每个个案。对于某些个案而言，连想治疗显得过于强烈。因此，治疗师需事先进行严谨的社会心理评估，内容包括背景、心理状态、信仰、使用图像的禁忌等。当案主有幻觉、对于特定影像有负面经验者或强迫症者，治疗师需格外谨慎。因此，治疗师在选用影像（如山丘、河流、海洋或宝物）前，须经过临床评估。选用的治疗影像，必须是案主可以接受，符合治疗目标以及感兴趣的，避免引发案主身心的不适或是额外的心理负担等。若因个人信仰，有特定的视觉图像禁忌，治疗师经评估之后，则应自行调整治疗内容和治疗引导词，以免触犯案主的禁忌。同时，亦可保障案主的治疗成效。更进一步地，通过针对案主的信仰与需求进行治疗计划的调整，也可以使案主在治疗过程与治疗关系的建立中，更有安全感与信任感处理当前议题。

从临床经验发现，尽管案主希望接受连想治疗，但是，并非每一位案主都能顺利地进入治疗情境。以"准备启航"为例，冥想"重量"的感受，治疗师可同时搭配游戏治疗的技巧，运用一些实际的物品，协助案主进入治疗情境。因此，治疗师持续性地观察（ongoing monitoring）案主的生理与心理反应。治疗前、中、后期，持续性的评估是不可或缺的重要步骤。

表2-1是针对本书中的创意治疗方案与四大功能项目而设计的综合评估表。四大功能包括专注与觉察（concentration and awareness）、影像建立（visualization of success）、焦虑控制（controlling anxiety）以及认知建立（gaining insight）。此表可以作为治疗师的参考表，但连想治疗的引导词，治疗师可依个案的状况及需求加以调整。

表 2-1　连想治疗项目

例子	功能				连想治疗项目
	专注与觉察	影像建立	焦虑控制	认知建立	
I-1	√				适切评估
I-2	√	√			多动症
I-6		√	√		分离焦虑
I-7	√		√		学习焦虑
I-8			√		数学学习焦虑症

例 子	功　能				连想治疗项目
	专注与觉察	影像建立	焦虑控制	认知建立	
I-9				√	自由联想、无意识思考
I-10	√		√	√	创伤、社会退缩、哀伤治疗
I-11	√				对比感受、控制愤怒
II-1	√			√	家暴行为、父母
II-2	√		√	√	长期暴露于暴力环境下的受害者、创伤、家庭暴力、无力感、自尊
II-6 II-13	√				灵性发展、肌肉放松
II-11		√		√	内在优势、问题解决、愤怒
II-12	√		√		家庭、冲突、灵性
II-14	√		√	√	哀伤分析、心理稳定

（四）建议修改方向

由于连想治疗包含多重面向,这些面向激起案主的各种情绪反应,因此,治疗师需慎选治疗方案。经过审慎的评估,治疗师可依案主的状况与需求,修改方案的内容。以下为修改案例。

1. 改写治疗方案内容,使方案可适用于其他的议题。

● 将"学习焦虑"的内容改写成可适用于"表演焦虑""社交焦虑"等议题。

● 运用"情境调整"的治疗方法,引导案主能顺利地进入治疗情境,以调整策略。

2. 通过不同的治疗意象,向案主提出不同的问题,取得更全面性的案主状态,达成治疗目的。

● 将"数字花园"的问题,运用至"学习焦虑"上。

3. 使用不同的意象。

● 使用对案主而言有特殊意义的意象。治疗师可在治疗前,询问案主是否去过特定的地方,使其能感觉到放松和舒服,治疗师可用这些地方的意象取代方案中所引导的意象。

● 以城市风貌取代海洋或是郊区的风景。例如从市中心的高楼大厦,远眺夕阳、城市里的公园,聆听远处传来的火车鸣笛声,等等。这些城市风貌皆有助于案主有不一样的意象体验。

4. 使用五感,建议来取代治疗方案的意象或是改变放松的方法。

● 以类似的情境取代。例如,针对有恐高症的案主,可用"走在一条小路上"取代"在蓝天的热气球中"。

● 将情境改变成另一种感官感受。例如,"创作一首歌(听觉)"取代"去一个喜欢的地方(视觉)"。

5. 使用音乐带出好的感觉。

● 请案主去想好的感觉。例如,"你最喜欢的歌曲名"或是"能触动你的心的一句歌词"。

● 用音乐取代地方。例如,"想象你在一个地方,正在唱着一首你最喜欢的歌"。

(五) 连想治疗方案目录

连想治疗方案目录请参照表 2 - 2。

表 2 - 2　连想治疗方案目录

治疗方案 I:编排顺序参照《精神障碍诊断与统计手册》第 5 版(DSM - 5)	
精 神 疾 病 诊 断	处 遇 方 案 例 子
精神发育障碍 ● 智力障碍 ● 语言障碍 ● 语音障碍 ● 童年发生的言语流畅障碍(口吃) ● 社交(语用)交流障碍	I-1 请你跟我这样做
孤独症(自闭症)谱系障碍	I-2 轻抚我的脸 I-3 通关密语
注意缺陷/多动障碍	I-3 通关密语 I-4 准备启航 I-5 想三想

治疗方案 I：编排顺序参照《精神障碍诊断与统计手册》第 5 版（DSM-5）	
精 神 疾 病 诊 断	处 遇 方 案 例 子
焦虑障碍 ● 分离焦虑 ● 选择性缄默症 ● 特定恐惧症 ● 社交焦虑障碍（社交恐惧症） ● 惊恐障碍 ● 广场恐惧症 ● 广泛性焦虑障碍 ● 物质/药物所致的焦虑障碍 ● 由其他躯体疾病所致的焦虑障碍	I-6 讲故事 II-7 开怀大笑
特定学习障碍 ● 伴阅读受损 ● 伴书写表达受损 ● 伴数学受损	I-7 深呼吸，再出发 I-8 数字花园 I-9 思考词语
创伤即应激相关障碍 ● 反应性依恋障碍 ● 脱抑制性社会参与障碍 ● 创伤后应激障碍 ● 急性应激障碍、适应障碍	I-10 我有话要说
破坏性、冲动控制及品行障碍 ● 对立违抗障碍 ● 间歇性暴怒障碍 ● 品行障碍	第一部分 I-11 放轻松 第二部分 I-12 生活"停、看、听" I-3 通关密语
喂食及进食障碍 ● 厌食症 ● 反刍障碍 ● 回避性/限制性摄食障碍 ● 神经性厌食 ● 神经性贪食 ● 暴食障碍	I-13 魔法厨房
物质相关及成瘾障碍	I-14 请给我力量
治疗方案 II：依照议题排列	
议　题	处 遇 方 案
性侵害	I-9 思考词语
肢体暴力	II-1 亲子角色互换
家庭暴力	II-2 能量加油站

治疗方案 II：依照议题排列	
议　　题	处 遇 方 案
移居/农民工子女教育议题	II-3 淘米乐 II-4 求救信号
居住议题，如经常搬家	I-14 请给我力量
生活改变过渡时期	II-5 我是安全岛
缓解焦虑与紧张	I-11 放轻松 II-6 提升健康练习 II-7 开怀大笑 II-8 美好境界 II-9 全神贯注 II-10 奇妙之旅 II-11 热气球之旅
失落与哀伤	II-12 放天灯 II-13 远方的怀念 II-14 接受与施与

一、方案 I：连想治疗

参照《精神障碍诊断与统计手册》第 5 版编排

(Diagnostic and Statistical Manual of Mental Disorders，DSM-5)

I-1　请你跟我这样做

　　本活动主要针对已确诊的神经发育障碍（Neurodevelopmental）类群个案，包括智力发展障碍（Intellectual Disability）、语言障碍（Language Disorder）、谈话性语言障碍（Speech Sound Disorder）以及儿童期表达性障碍（俗称口吃）［Childhood-Onset Fluency Disorder（Stuttering）］等。根据临床经验发现，此类型案主往往患上学习力及表达力之障碍，因而容易出现焦虑、忧郁及情绪不稳定的行为及情绪反应。然而，此类反应不但降低治疗与障碍功能重建之效果，更容易造成案主日后出现焦虑或忧郁之心理健康诊断。

　　为促进治疗效果，通过呼吸运动及呼吸节奏之调控，此活动目的在于协助案主转换心情,同时,增加脑部含氧量,继而达到放松的效果。本活动考量案主的专注力,主要由治疗师带领进行,活动时间不宜过长。

为提高案主的专注力,活动的运作方式非采用传统的连想治疗模式(闭眼进行),而是让案主以睁开眼睛的方式进行活动。此活动可用于个案工作及小组活动(团体工作),亦可作为其他治疗活动进行之前的热身前奏。

1. 引导词

我们今天要学习一种新的呼吸运动方式,这项运动是要用你的鼻子和嘴巴一起合作才能完成的。它不会很难,这项运动主要是让空气里面好的氧气全部进到我们的身体里面,同时,把身体里面不好的空气排掉,让头脑更清楚、身体更健康! 不过,不要担心,你只要跟着我一起做就可以啰! 准备好了吗? 那么,我们要开始了!

现在,慢慢地站起来,双脚打开到跟肩膀一样宽。检查一下,你的两只脚有没有站得非常稳呢? 就像大树长了根一样,可以稳稳地站在地上。非常好! 你可以把两只手放松地垂在身体两边,或者是把手放在肚子上,感受一下自己的呼吸。很好! 再来,摸一摸你的鼻子在哪里,嘴巴在哪里,非常好! 今天我们就是用这两个器官帮助我们让身体更健康。

现在,我们从鼻子开始,先用我们最习惯的方式呼吸。跟着我的声音,一起做 3 个深呼吸吧! 第一个,用鼻子吸,再用鼻子呼出;第二个,吸入,呼出;第三个,吸,呼。很好! 接下来,我们还是只用鼻子,让呼吸的方式短一点,像我这样,吸、吸、呼、呼! 嘴巴要闭起来,我们现在只用到鼻子。好的,跟着我的声音一起,连续做 5 次:第一次,吸、吸、呼、呼;第二次,吸、吸、呼、呼;第三次,吸、吸、呼、呼;第四次,吸、吸、呼、呼;第五次,吸、吸、呼、呼。非常好! 现在感觉还好吗? 会不会很喘呢?(治疗师确认案主状态)

现在,我们要把嘴巴一起加进来,我们要用鼻子吸气、嘴巴吐气,速度不用太快,要让自己感觉是很舒服的。像这个样子(治疗师示范)。要让鼻子慢慢地把治疗室里面的好空气都吸到身体里面,然后再把身体内所有的气憋着,接着慢慢地从嘴巴吹出来。准备好了吗? 跟着我一起做,鼻子吸,嘴巴吹;鼻子吸,嘴巴吹(连续做 5 次)。很好喔! 现在感觉如何呢?

接下来,我们要进行最后一个动作,就是我们不用鼻子,全部只用嘴巴。现在,我们要让更多的好的空气,进到身体里面,让我们的头脑更清楚、身体更健康。所以,我们要把嘴巴张得大大的,一次吸入更多的好空气。不过,做这个动作的时候要小心,速度不要快,慢慢地吸,然后再慢慢地用嘴巴把空气全部吹出来。像我这样,嘴巴吸,嘴巴吹。(治疗师可重复两次)准备好了吗? 跟着我的动作和声音一起做,嘴巴吸,嘴巴吹(连续进行 5 次)。哇! 你们做得真是太棒了!

好的,现在,让自己非常轻松地、随意地将身体动一动,两只脚动一动,两只手轻轻地甩一甩! 现在的感觉如何呢?

2. 临床运用

此活动主要目的在于协助案主放松心情,治疗师可选择较轻松、活泼的背景音乐搭配进行。可邀请父母(或是主要照顾者)一起进行活动,使此治疗活动成为有趣的亲子活动。再者,治疗师训练父母(或主要照顾者)学习此放松运动,当案主处于紧张情境时,或当案主出现焦虑或是忧郁情绪的状况时,可采取这种放松方式。

进行此活动前,治疗师须确保治疗室内的活动空间是否充足。活动过程中,治疗师须不断地确认案主感受及身体状态,并且多使用正向鼓励字词,以增强案主对活动投入的专注力及自信。治疗师于活动过程间所使用的引导词内容,可以针对案主状况(年龄、学习与认知状态)斟酌使用简明的字词,以使案主能够充分地接收指令。活动结束之后,治疗师可使用以下问题,与案主进行进一步的会谈。

- 在呼吸运动过程中,你有什么感觉呢?
- 比较运动前与运动后,你有没有发现身体有什么不一样的感觉呢?
- 完成运动之后,你的心情如何呢?
- 你愿意将这个运动变成你每天固定的身体运动吗? 你有什么建议呢?

I-2 轻抚我的脸

自闭症主要表现为脑部发展异常,其症状会于 3 岁之前表现出来。视觉接触(Eyes Contact)的障碍是自闭症的症状之一。视觉接触为婴、幼儿早期发展的基本重要功能之一,其功能直接影响案主日后的语言沟通、认知行为及社交等能力。为提升自闭症儿童的生活功能,本活动主要目的在于训练案主的视觉接触。通过治疗师的动作引导,训练案主对于治疗师指令的接受力与专注力,鼓励案主注视治疗师的手部动作,跟着一起执行指令动作,进而引导案主与治疗师进行眼神接触训练。由于此活动为训练案主的视觉接触,因此,本治疗活动不同于传统的连想治疗进行方式(闭眼方式),改而采取睁开眼睛进行活动。本活动可适用于个案工作与小组工作/团体工作。

此活动可分为两个阶段进行,第一阶段为放松运动,第二阶段(主活动)为视觉接触训练。治疗师请于活动前准备一面小镜子。

1. **引导词**

[第一阶段] 放松运动

现在,我们先一起做几个简单的运动。把两只手自然地垂在身体的两边,先轻轻地甩一甩。很好! 接着,我们要跟着呼吸一起,当鼻子吸气的时候,我们要把肩膀抬得高高的(治疗师同时动作示范),然后,在嘴巴呼气的时候,我们就慢慢地把肩膀放下来。这个动作我们一起做 3 次。吸(肩膀耸起)、呼(肩膀放下),连续进行 3 次。

做得非常好! 接着,我们一起轻轻地把腰向左转、向右转。让我们一起做 3 次吧! 第一次,向左边、再来向右转,很好喔! 第二次,向左转、向右转;最后一次,向左转、向右转。非常好! 接着是头,看我做一遍。我们先把头往后仰、再把头往前。现在,跟着我一起做 3 次吧! 第一次,先把头往前,再把头往后;第二次,头向前、头向后;最后一个,向前、向后。真是做得太好了,现在我们一起慢慢地坐下来。

[第二阶段] 视觉接触训练

接下来,我们要一起认识我们脸上的 5 个位置,它们分别是耳朵、嘴巴、牙齿、鼻子和眼睛(治疗师需搭配动作,指出 5 个位置)。现在,跟着我一起指出在你脸上的这 5 个位置,你也可以跟着我一起念。耳朵、嘴巴、牙齿、鼻子和眼睛(速度不要太快)(治疗师需确认案主是否正确地指出器官)。非常好喔! 现在,我们要稍微拉长一点时间,把我们的手稍微停留在脸上每一个位置。看着我的动作,等一下我会说,耳朵、1、2;嘴巴、1、2;牙齿、1、2;鼻子、1、2;眼睛、1、2。你也可以跟着我一起念。准备好了吗? 我们要开始了喔! 耳朵、1、2;嘴巴、1、2;牙齿、1、2;鼻子、1、2;眼睛、1、2。很棒喔!

接下来,因为我们要自己检查自己的动作对不对,所以,我们要看着前面的小镜子,耳朵听我的声音。这一次要注意听我的声音,我会改变顺序喔! 嘴巴、

1、2;鼻子、1、2;耳朵、1、2;牙齿、1、2;最后一个是眼睛、1、2。你做得真是太棒了!

现在,我们把镜子收起来,我要你来帮我指出我脸上的这五个位置在哪里。准备好了吗? 我们一起吧,嘴巴(稍停)、牙齿(稍停)、耳朵(稍停)、鼻子(稍停)、最后是眼睛。用你的眼睛看看我吧,你今天做得真的很棒!

2. 临床运用

本活动考量自闭症个案的症状与行为反应,治疗师所提供的指令与动作需简单明了,并能引起案主的注意力。活动期间,治疗师在发出指令的同时,需要同时搭配动作做示范,以增强案主的视觉刺激;更进一步地,治疗师可在活动过程中,不断地给予案主正向鼓励,提升案主的自信心。再者,在活动期间,若案主出现无法跟从指令的状况,治疗师可以邀请案主观察即可,抑或是治疗师可视状况暂缓/暂停活动的进行。本活动进行时间不宜过长,治疗师需视案主的专注程度调整活动内容,这将有助于维持案主的注意力,以提升治疗成效。

再者,此活动于案主治疗后期,可以延伸运用于小组/团体工作。通过同伴间的互动,训练参与者的眼神交流,并且同时训练案主建立初步的社交能力。

治疗式提问:

● 做放松运动时,你有什么感觉呢?

● 在使用你的五个感官时,最好的经历是什么?

● 什么时候你觉得最能集中精神跟随指令去做呢?

● 下次如果你必须集中注意力,你会用什么方法?

I-3 通关密语

本治疗活动主要目的在于训练儿童的专注力,同时协助父母能够有效地训练儿童增加其自我控制能力,降低情绪失控的频率。

第一步,治疗师和案主共同创造出一组通关密语,作为案主自我控制的提醒口号。治疗师于治疗活动进行期间,让案主熟悉通关密语,并且协助案主将密码与自我控制的行为结合,成为新的行为机制,让案主可自然地运用于日常生活中。鼓励案主将此通关密语告诉父母,当案主在日常生活中行为或是情绪失去控制的时候,可以作为提醒之用。

第二步,治疗师和案主一同创造一个简单的动作或是肢体语言,以此回应通关密语。此动作或是肢体语言可以运用于案主任何情绪失控的情境。例如，下面的引导词中，"猴子"为通关密语，"按鼻子"则为肢体动作。

通关密语与回应动作可使用以下引导词范例，或是治疗师可针对案主状况，与案主一同创造出更贴近案主的通关密语及回应动作。

1. 引导词

现在，我们来想想看"猴子"，是的，就是我们的通关密语。对你来说，这个通关密语有什么意义吗？是的，"猴子"就是在提醒你要练习做自己的主人，能够控制好自己的行为和情绪。不过，"猴子"怎么帮助你放轻松呢？这真的很有趣喔，让我来说给你听！你喜欢"猴子"，因为"猴子"是你选择用来提醒你记得做自己身体和情绪的主人，能够时时刻刻调整自己的心情和行为。这就是属于你的通关密语。并且，这个通关密语可以让你避免更多的麻烦，所以当你听到"猴子"的时候，你会提醒自己，不要急，停止发脾气、停止坏心情，甚至是尝试让自己快乐一点点。"猴子"就是带你进入快乐或是平静世界的通关密语。

更进一步地，当你听到"猴子"的时候，记得轻轻地按一下你的鼻子。先用一只手指头按一下，再用两只手指头按两下，然后再用三只手指头按三下。接着，把手指头停在鼻子上，开始做三个舒服的深呼吸。来，跟着我一起做做看。猴子，一根手指头按一下鼻子，两根手指头按两下，再来三根手指头按三下。非常好，现在，把手指头停在鼻子上，跟着我的指令深呼吸，吸，吐，吸，吐。非常好！最后一次，吸，吐。做得非常好！现在的你，是不是感觉整个人轻松、舒服一点了呢？记住，"猴子"就是带你通往快乐世界的通关密语，"按鼻子"就是帮你打开快乐世界的开关。记得回家和爸爸妈妈一起多练习几次喔！

2. 临床运用

治疗师在从事治疗活动期间，需提醒案主所选择使用的通关密语，此通关密语主要使用于当案主感觉难过或是生气的时候。为使案主习惯使用此提醒语及动作，并且能够自然地运用于日常生活中。

在治疗活动期间，治疗师鼓励案主跟着引导，大声地说出通关密语，接着，完成回应此通关密语的肢体动作。治疗师鼓励案主练习安静地完成此连续动作。例如，当父母提醒案主"猴子"的时候，案主则在心理复诵一遍，并且同时完成肢体动作回应与深呼吸来达到自我控制情绪与行为的目的。

这是一个动态的治疗式活动，协助案主建立一套运作机制，使案主可以专注在控制自己的动作与思考,以达到自我行为与情绪掌控的目的。同时,也让父母理解,此信号对个案的代表意义及影响。尽管此治疗活动主要针对较年幼的案主,但是,治疗师亦可以修改内容,让年长的儿童使用以调整焦虑情绪,协助案主能够重新专注在眼前待完成的事务上。此连想治疗活动主要为练习的目的,为案主建立一套调整情绪与拉回专注力的机制。经过治疗师于活动期间反复地引导与练习,期待使案主能自然地使用于日常生活中。

治疗式提问:

● 如果你选择一个字作为你的密码,你会选择哪一个?

● 当你感到不舒服时,你的脑海里想想谁会来帮你呢?

● 现在再次说出这个密码,你怎么可以让自己感觉到放松或平静呢? 你怎么做呢?

● 如果你要教一个人放松,你想用身体的哪一部分来解释这种放松方法?

I-4　准备启航

本活动主要根据 Olness 和 Kohen(1996)针对意象运动技巧(Ideomotor Techniques)的建议,以及 Hunter 于 1994 年提出的基本入门技巧而设计。活动的主要目的是让案主意识到"专注"的重要性。此外,也可以作为评估案主是否适合连想治疗或是其他治疗方法。在活动过程中,如果案主的右手明显地出现逐渐降低的动作,表示此案主可跟着治疗师的各式引导中放松及适合连想治疗。如果你知道你的案主是个左撇子,在声明右手的时候可以用左手替代。

1. 引导词

请站起来。双脚与肩膀同宽,让自己的脚是站得很稳,可以支撑身体重量的。准备好了吗? 好!

现在,尝试地把全身的肌肉放松。让自己做一个舒服的深呼吸。跟着我把双手向前延伸,手心朝上,将手掌张开。很好,放松你的肩膀! 现在,请闭上眼睛,想象有一个西瓜放在你的右手掌上。你托起西瓜,感觉到你的右手掌很重,但是,你心里告诉自己:"我可以的!"(暂停)

现在,我再将第二个西瓜放在第一个西瓜上,准备好了吗? 好!

这西瓜是很重的,但你可以平衡它们。你的右手感觉越来越重,因而使的你的右手臂有点往下沉。就让手顺应再往下沉一点吧! 很好! 你的右手真的越来越重。但是,现在,你的心里是放松的,就让你的右手顺着两个西瓜的重量,再稍稍地往下沉一点。你平衡得很好,你做得真的太好了!

现在,维持现在的姿势,不要移动你的手,直到睁开眼睛。

好的,现在慢慢地睁开眼睛,并且看看你的双手。

2. 临床应用

尽管本活动主要作为实务工作的一种评估方法,但是,此活动仍然可以作为协助案主短暂的放松运动,以及协助案主整合生理与心理的状态。重要的是,在活动过程中,治疗师不要加入个人主观的意见或是提醒案主应该要注意的地方。活动结束之后,治疗师可以邀请案主做一些舒服的伸展运动,如手脚伸展运动以及深呼吸运动。接着,就可以由治疗师带领参与者一起讨论活动前、活动中以及活动后的想法与感受。

治疗式提问:

- 当你看到别人延伸的双手有高有低的,这代表什么?
- 比较你自己双手的位置时,你在想什么?
- 问你自己"准备好了吗",跟着我说"我准备好了吗"。对你来说,"准备好"是什么意思?
- 你需要准备什么? 谁能帮你做好准备?
- 我们继续尝试放松,可以吗? 你怎么教他人放轻松?

I-5 想三想

对于有多动症(ADHD)的儿童而言,要求他们持续地坐在位置上其实是有困难的。这群孩子在教室里给人的印象总是一直想要说话、打扰他人的学习以及无法持续专注在课堂上的学习。他们有时候甚至不听从父母、主要照顾者或是老师的指示。因此,针对这群孩子的需求,给予他们明确的指示,借此,让他们学习如何专心在当下的事务,这个部分的引导是相当重要的。根据研究显示,除了降低多动症儿童的压力与焦虑,同时,训练儿童对于遵从特定指令的技巧训练是相当重要的(Monastra,2014)。本治疗活动是一个较短的活动计划,主要在于协助确诊为多动症的儿童,能够学习较短时间的专注力。

1. 引导词

这是一个专门为你设计的放松运动喔! 现在,我要你闭上眼睛,舒服地坐在椅子上,并且把你的手和脚向前伸直,伸得越长越好,就好像有东西在拉你一样。接着,慢慢地把手和脚放下,并且做一个深呼吸。当你听到我说数字"3",你就再做一次深深的吸气,接着吐气,然后,你会感觉到深呼吸后的你会比先前的你感觉更轻松。来,让我们练习一次,"3",深深地而且慢慢地吸气,吐气,然后放轻松。做得非常好!

还会感觉很难集中注意力吗?再也不会了,你做得到的!只要你记得"3",接着做一个很慢、很深的深呼吸,接着放松自己的身体。非常好!

虽然老师跟你说上课不可以说话,但是,你还是会忍不住想要转过去跟旁边的同学说话吗?再也不会了,你已经可以控制好自己的嘴巴了。你只要记得"3",接着做一个深呼吸,然后放松。是的,就是这样做,你做得到的。

有时候,你还会想一直动来动去的吗?再也不会了,只要你记得"3",接着做一个深呼吸,然后放松。你会觉得非常放松。然后,你就可以很快地静下来,坐在自己的位置上。

当你想要打断别人正在进行的活动的时候,你只要记得"3",是的,非常简单,并且告诉自己"我做得到的"。

现在的你真棒,你已经可以专心在一件事情上,也开始学习让自己放松。现在,我要开始从1数到3,当你听到"3",你知道该怎么做了吧?

1、2、3,睁开你的眼睛。再来一次,"3"。非常好!

2. 临床应用

这是一个协助多动症儿童如何专注以及放轻松的活动。这个活动可以重复地使用在当案主显得焦躁及无法安定下来的时候。在接下去的治疗期间,治疗师可以再视案主的状况,加入新的学习指令清单项目,例如:"1"表示我可以专心在现在正在做的这件事情上,或者是"2"表示专心,"3"表示"我可以先停一下,然后思考"或者只是简单的口令"停下来,想一想"。

在进行此活动的时候,建议治疗活动的时间避免活动时间过长。如果案主希望进行两个以上的指令练习,那就在一个活动固定时间内,练习两个指令即可;其他的指令,可以在未来的治疗课程中,再接续进行。若是案主能够列下自己的学习清单,则治疗师可以为案主建立数字指令,使案主可以运用于日常生活中来协助自己放松或是专心。

通过治疗活动,当案主已经可以很自然地活用数字指令,则治疗师可以鼓励父母,将这些数字指令广泛地活用在日常生活或是请学校老师运用在课堂上。如此,协助案主时时刻刻提醒自己应该要注意的行为或是事项。再者,当案主能够自如地利用这些数字指令,也可以提升案主对于自我进步的信心。

治疗式提问:

- 当你想到"3"这个数字时,你的脑海里想起什么?
- 谁可以改变你的想法? 你自己吗?
- 当你听到达"专心,专心",谁在讲话呢?
- 你会怎么去改这个简单的口令"停下来,想一想"?

I - 6 讲故事

《易经》是中国道家祖宗留下来的人生哲学,主要着重个人灵性的发展、相对性的概念以及强调个人与自然的关系。道家思想认为,与大自然之间达到和谐和平衡的状态,成为减轻压力以及自我成长的重要因素。治疗师通过道家故事的方式,讲述万物的交替变化与多样性,并且强调人是可以与大自然之间是能够调和平衡的。

此活动通过讲述庄子的故事,来引导案主进行自我觉察(self-awareness)以及为了自爱而自重(self-respect)。再者,通过治疗师的引导词,协助案主厘清当前的困境,以及正在经历的压力事件,并且能够愿意做出改变来应对当前的困境以及急难事件。

此治疗活动可适用于个案、团体以及儿童协同父母共同参与的治疗计划。

1. 引导词

现在,请轻松地坐下来,把身体的重量交给椅子,接着轻轻地闭上眼睛,然后让自己放松。现在,我要告诉你一个故事,这是一个关于如何跟大自然联结并且与如何与大自然达到协调的状态。现在,我们要一起走进故事里。这个故事发生在一个很大的房间里,这是一个很舒服的房间。而你已经走进这个房间,在这个房间里,你觉得很舒服并且觉得很放松。现在,让自己静下心,想象一下你在这个房间的感觉,这是一种让你觉得很温暖、很舒服的感觉。

这时候,有几个人也走进了这个房间,他们都是你的朋友,而你正在跟他们讨论着你正在思考的一个旅行计划。在你的这群朋友中,有一位是道家的哲学家,因为他精通大自然,所以你打算向他请教一些关于大自然的问题。然而,他很温和地跟你说:"就放轻松地走进大自然吧! 当你走进一座山里,你就会发现大自然的有趣、奥秘与美好了。"

因此,你带着这位朋友的建议,开心地准备出发,开始这段旅程。你往前方的远处眺望,那真是一座雄伟的高山,山上长了好多、好茂密、好大的大树。于是,你迈开步伐向前走。这时候,你听见了有鸟的叫声,好好听。你顺着鸟叫声看过去,有两只小鸟向你飞过来。它们好漂亮,声音很好听。你好喜欢亲近大自然的感觉。

你继续向前走,你遇到了一个木匠,他正在用锯切割一块木头,想要做一些东西。你坐下来,看见他集中精力切割木头,然后使用一台机器来锤磨这块木头,机器转得越来越快,木头因此变得非常圆亮。过了一会儿,他制造了一个圆轮子,把它放在运输车上,用来推动更多的树木。

你问:"你做得如此快,你是怎么学会这项技能的?"

他回答:"我每天练习。这是完美的轮子,因为我尝试了很多次,找到了最好的工具,以最快的速度,来切割和磨光。我每天不停地练习。"你点头示意你明白、你同意。

你又问:"你为什么这么努力工作?"

他回答:"工作是生命的一部分。"

你一边想着,一边准备继续向前走。现在的你,感觉很轻松。

回到家后,你把今天一路上看到的说给了你那位道家的朋友听,特别是不停地练习的木匠让你印象非常深刻。你的朋友听完了,笑一笑说:"在这世界上,每个人都有他的优点和潜能。"朋友的这句话在你的脑海里重复了两次,"在这世界上,每个人都有他的优点和潜能"。顺着这句话,你问:"那么,为什么我们要不停地练习呢?"

你的朋友笑一笑接着说:"那木匠已经做得很好,尽管他觉得木质好,但是,他更觉得技能也非常重要,否则木材不能成为一个有用的轮子。"

你跟着说:"在这世界上,每个人都有他的优点和潜能,练习和实践才可取得完美的成果。"

哇! 你对于自己以及当前所处的环境充满希望。你相信,自己是一个有用的人,你相信自己的内在有很多潜能等待开发出来,你也相信,只有努力才可以开创美好的世界。

现在,这个故事即将结束,你深信不停地努力练习的重要性。你依旧是你,不过,从这次的经验,你已经学会面对当前的事时必须付出努力。

当你准备好的时候,你可以睁开你的眼睛,你可以看一看周围的环境。你会感觉你的心是充满力量的,你会感谢发生在你生活里的每一件事情,以及出现在你生活中的每一个人。也因为这些人与事,让你看见自己,也让你发现自己其实是有潜能的、会努力练习的。

2. 临床应用

本活动设计主要以道家思想为主要精神,通过建立案主"相对性"的意义,看起来容易的东西可能需要时间训练才会做得好的。特别是当案主面对当前议题的难以做决定时,治疗师可以通过肯定案主当前所展现出的潜能,并举出实际例子,提升案主自信与自我肯定。下列提问可作为协助案主思考的依据。

● 在治疗过程中,当你看到高山、小鸟、大树时,你想到了什么吗?你的感觉是什么?

● 请你说说看,你对于与大自然之间达到平衡与和谐的感受是什么?

● 如果木匠要你尝试做一个轮子,你能不能在没有观察的情况下做得到?没有多次练习的经验,你能不能做得到呢?

● 在这个故事里面,木匠的存在代表什么呢?

I-7 深呼吸,再出发

本活动,主要针对有学习焦虑(Learning Anxiety)状况的案主。本活动可搭配事先录制的背景音乐,以协助案主放松心情。事前录制的背景音乐,用于缓解案主因焦虑,导致其无法专注在生活事物以及学校课业上的情境。父母亲可每天播放 15 分钟,让孩子熟悉音乐。为提升此治疗活动的有效性,建议治疗师邀请案主父母(主要照顾者)一同参与,以确保案主能确实理解活动的目的。再者,通过案主父母(主要照顾者)的参与,协助案主将治疗所学,运用于日常生活中。

1. 引导词

哈喽,你们好!现在,我们即将前往一个美好的地方开始一段旅行。在出发之前,我们要尽量地让自己放松,你可以伸展或是活动一下筋骨,让从头到脚的每一块肌肉都能放轻松。

当你准备好的时候,就请你闭上眼睛,两只手十指交扣,紧握拳头。你有感觉到紧绷的感觉吗?很好,接着,放开拳头,再一次让身体放松。

现在,把注意力转移到你的肩膀,感觉到肩膀的紧绷吗?现在,我要你提起肩膀,提得越高越好,然后,当我数到 3 的时候,你就让肩膀的肌肉跟着的地心引力,完全放掉。请跟着我的声音做动作,1、2、3,放掉!做得非常好!

接下来,再尝试地把你的注意力转移到额头,把眉头皱起来,皱得越紧越好,接着,类似刚才做过的动作,当我数到 3 的时候,让额头的肌肉跟着地心引力,往下放!1、2、3,放掉!非常好!现在,请你想想你的胃、你身体上下的每一块肌肉,如同刚才前面练习的感觉,让身体由上到下、由里到外,全部放松!然后,深深地做几个舒服的深呼吸,让自己舒服地坐在椅子上。

现在,把你的注意力放到大腿上,继续保持放松,并且告诉自己"现在的我感觉很棒!"接着,再做一个深呼吸,告诉自己"现在的感觉真是超棒的!"对自己再说一次,"现在的感觉真是超棒的!"再做一个深呼吸,然后,再告诉自己,"现在的感觉真的超级棒的!"

在每一次得深呼吸之后,你都会感觉好放松,而且感觉越来越棒!

现在,我们要开始我们的旅程了,你可以自由地选择任何一个你想去的地方。这真是美好的一天,天空是水蓝色的,阳光好温暖,风吹得好舒服。在这个地方,没有任何杂音,好安静,而且让人觉得很平静、很舒服。你正走在一条相当平坦的小路上,你一边走着,一边欣赏沿途的风景。你感觉好舒服,感觉好棒!你忍不住地跟自己说:"现在的感觉真是超棒的!"

想象你的一位好朋友迎面走来。你喜欢这个朋友,但是,现在你想自己一个人待着,不希望她/他现在出现在这个地方。所以,你忍不住想要大声地对她/他说"走开!"就在这个时候,你的朋友对你微笑,你好喜欢这个微笑,这个微笑使你想起了一些让你觉得美好、开心的人、事、物。你的朋友开口对你说:"你好吗?"听到了朋友温暖的问候,你感觉好舒服,你几乎忘记了先前本来希望朋友离开的心情。现在的你,全身的紧绷感都不见了,你感觉好轻松。现在的你,深深地做几次呼吸,并且对自己说:"现在的感觉真是超棒的!现在的感觉真是超棒的!"

接着,你继续往前走,你很喜欢这个地方,而且希望可以待久一点。这个时候,你看到你的老师正迎面走过来,但是,你其实很不想继续跟老师靠近,你忍不住想要大叫:"走开!"就在这个时候,老师对你微笑,你好喜欢老师的微笑,那个微笑提醒你,这就是你认识的那个美好的人。老师用很温柔的声音对你说:"你好吗?"接着,你用很有礼貌的方式回应老师:"我想要一个人在这里待一阵子,可以吗?"这时候,你觉得好轻松,因为你没有把老师赶走,所有紧张的感觉都在这个时候消失了。现在的你,真的觉得好放松。做一个舒服的深呼吸,然后告诉自己:"这样的感觉真是太棒了! 这样的感觉真是太棒了!"

想想这个你喜欢的地方,让所有的紧张随风而去吧! 现在,好好地放松你的身体,并且做一个深呼吸,接着告诉自己:"这样的感觉好棒! 现在的感觉真是太棒了!"

现在,你准备要离开这个你喜欢的地方并且回到学校。你坐在教室里面你的位置上。想象一下,你正在考试,但是考卷上有一个问题,你怎么样都想不起答案是什么。你告诉自己:"别担心,我可以应付好的。"现在,做一个深呼吸,然后放松,你会发现,在这样的情况下,你竟然想起答案是什么了。是的,你做得到的。你告诉自己:"是的,我可以做到的。现在的感觉真棒! 现在的感觉真是太棒了!"未来的日子里,不论在任何时候,当你感觉困难,或是焦虑,记得深呼吸,并且尝试让自己放松,你可以做到的。

这个超棒的感觉会一直伴随着你,当你想要自己一个人放松的时候,你可以随时回到这个让你能够完全放松的地方。现在,继续闭着眼睛,并且告诉自己:"明天将会比今天更好,因为我正在学习如何让自己放轻松。当我遇到问题的时候,我会让自己尽量地放轻松,并且从中找到问题的答案。"

现在,当你准备好的时候,你可以睁开你的眼睛,放松心情地聆听现在正在播放的背景音乐。当音乐结束的时候,你可以再一次回到你的功课或是正在玩的游戏,或者是你已经准备好要上床睡觉了,你要让自己培养一下睡觉的感觉。

当所有的动作都结束后,我们再开始我们的谈话。现在,就好好地听听正在播放的音乐。(持续播放音乐)

2. 临床应用

治疗活动结束之后,鼓励小朋友将"现在的感觉真是太棒了""别担心,我可以应付的"以及"是的,我可以做到的"写下来,作为她/他的座右铭。

治疗师需向案主的父母(主要照顾者)说明,所录制的背景音乐目的,鼓励父母(主要照顾者)回到家后,与案主一起从事此治疗活动。当案主出现不安、情绪低落,鼓励案主安静下来,聆听于治疗室中录制的音乐。父母亲(主要照顾者)则在一旁观察案主的眼睛或是额头肌肉在活动过程中,肌肉放松程度的差异。

活动结束之后,治疗师或是父母亲(主要照顾者)可以与案主聊聊此刻的感受。治疗师或父母亲(主要照顾者)以量化方式评估案主的反应。从1到5,1是非常放松,5是非常紧张。此评估的过程,协助案主、治疗师、父母亲(主要照顾者)了解案主情绪的转变与调适状况。

治疗式提问:

● 再说一遍"现在的感觉真是太棒了",你觉得怎么样?

● 从1到5,1是非常放松,5是非常紧张,你会给你自己打几分呢?

● 从今天早上到现在,你已经做到的是什么?

● 你有没有告诉过自己,"我是个好孩子"呢?重复一遍:"我是个好孩子!"这句话如何让你感觉到你已经开始了?

I-8 数字花园

数学的教学需要通过热情、理解以及一步一步地为学生说明如何使用数学概念解题。然而,尽管有很多学生在老师的引导下,顺利地完成了每一次的数学习题练习,但实际上,学生在数学课的学习成效未必达到老师的期待。因此,协助学童或是年纪较长的学生克服对于数学的焦虑与排斥,成为学校老师、治疗师以及父母的重要问题。

本活动,鼓励案主合并五官感受,改变案主对于数字的意象。本治疗活动的概念是利用系统脱敏法(Systemic Desensitization)的技巧来协助案主克服数学恐惧症,建立案主对于数学学习的正向认知与学习经验。

1. 引导词

现在,我们即将要开始一段旅程。在开始之前,你可以很轻松、很舒服地坐在椅子上,慢慢地做几个舒服的深呼吸,当你感觉自己慢慢地放松的时候,你就可以轻轻地闭上眼睛。(暂停)非常好,我们要出发啰!

哈喽,你好!现在我们即将要开始一段有趣的旅程,我们要一起进入一个漂亮且奇妙的花园。首先,我们先放轻松,想着你有没有特别想吃什么水果或是想种什么水果呢?那会是什么呢?是苹果?是梨子?还是樱桃呢?(暂停)太好了,你找到了你喜欢的水果了。那么这个水果会是什么颜色的呢? 它一共有几种颜色呢? 一种、两种,还是三种呢? 它有籽吗? 你有看到几颗籽在果肉中呢? 是只有少少的几颗呢? 还是很多呢? 相信它一定是很好吃的水果。它的口感是脆脆的,还是软软的。它吃起来是冰冰的,还是常温的。

想象一下,现在你要把这个你爱吃的水果种在这个漂亮的果园里,你随手抓了一些种子,1、2、3、4、5……,你一边数着,一边把他们种到土壤里。你越种越开心,感觉真好! 你好爱这些你种下的种子喔!

接着,你为这些刚种到土壤里的种子浇水。你环顾着四周,你好爱这个花园。你看着你种下的种子一个一个地冒出新芽,慢慢长大。你一共种了几颗呢? 1、2、3、4、5……,当这些新芽,一棵一棵地从土壤里冒出来的同时,你一边数着它们的数量:1+1=2,3+1+1=5,一边看着这一棵一棵的新芽,你觉得真是太漂亮了,你好喜欢他们。

你目不转睛地看着这些新芽慢慢地长大。看着这些新长成的植物,你感觉好有成就感,也真的好喜欢这个花园。你躺在草地上,看着天空的云,阳光好温暖,天上一朵一朵的云,随着风慢慢地靠近你。这些云还会转变颜色,他们有白色、黄色、橘色、粉红色、紫色、绿色……,这真是太漂亮了,你好喜欢这里的一切。

你还是继续看着天上一朵一朵的云,这些云还会转变成不同的形状或是数字。它们又柔软又有趣。它们还会一朵跟着一朵,1乘以1等于1,这些在天空里的云真是太有趣了,这时你心里默想着2乘以9等于18。这些数字真是太有趣了,你忍不住地想要多看他们几眼。

这时候,你闻到了香香甜甜的水果味。是的,这是你种的水果。你好喜欢这个味道,这些味道让你想到了你刚刚看到的数字,感觉真是太棒了! 这种感觉就像是,10等于香香甜甜,20等于美丽的花园,100等于美好的一天,你真是太喜欢把这些数字和感觉连在一起了。5、10、15、20、25、30、35、40、45、50,你越数越开心。终于,你完成了数数,现在的你感觉好轻松。

现在的你感觉好开心,你一边吃着自己种的水果,一边数着,1、2、3、4、5……,这种感觉真是太好了,你好喜欢现在这种感觉。这时候,你发现地上有一根树枝,你用这根树枝,开始在泥土上写数字。你一边数着你种了几颗水果树、你吃了几颗水果、你看见几朵云,你数了那些数字,你一边开心地在泥土上写下这些数字,这些都是你美好的回忆。你好喜欢这些数字,也好喜欢这些数字带给你的快乐回忆。

现在,该是你要离开这个花园的时候了。你好爱你今天看到的这些数字,你好爱今天你数过的数字,你更爱这些数字的形状。现在,你想到了,你要回家写的数学作业,这些快乐的数字和回忆会跟着你一起回家完成数学作业,这让你感觉很放松也很期待。回家之后,你会拥有更多的热情来写数学作业,就像你今天在这个美丽的花园种水果一样。你会更能理解数学习题的意思,就像你今天看到天上的云一样。你会更加容易融会贯通数学的概念,并且用在练习题上,就像你今天在花园里跟数字玩耍一样。(暂停)

现在,继续保持放轻松,并且慢慢地深呼吸。慢慢吸气,1、2、3,慢慢地吐气,3、2、1。在心里告诉自己:我一定可以做到的!

现在,我会开始从1数到10,你会感觉自己焕然一新,而且已经准备好可以开始跟你的数字继续在生活里当好朋友。(治疗师慢慢地数)1……2……3……4……5……6……7……8……9……10……现在的你已经对自己更有信心了,而且未来的每一天会越来越好!

当你准备好的时候,可以慢慢地睁开眼睛。

2. 临床应用

本活动适用于所有年龄族群,目的是用以协助案主放轻松。本活动不仅可用于有数学学习障碍或是数学恐惧症的案主,可针对案主需求,适当地修改活动内容,以达到减缓焦虑的效果。

本活动的引导词,仅使用简单的数学概念作为范例,治疗师可以针对适合案主所处情境或是学习问题加以修改(例如几何或是统计公式)。借此,达到协助案主对于特定主题降低焦虑的效果。由于此治疗活动的目的主要在于协助案主表达在学校的困难经验或是对于学校特定情境的恐惧经验,因此,治疗的第一目标在于放松。再者,治疗师可运用下列治疗式提问,引导案主表达感受。

治疗式提问:

● 当你感觉放松的时候,第一个让你想到的是什么?

● 当你在活动过程中,数数字的时候,你的感觉是什么?现在,我邀请你再慢慢地从1数到10(让案主先数完),可以请你再说说你现在的感受是什么吗?还有每一个数字对你有特殊的意义吗?例如1代表什么,2又代表什么。有没有哪个数字是你特别喜欢或是特别不喜欢的呢？

● 可以请你说说你最喜欢学校的是什么吗？以及你最不喜欢学校的什么呢？

I-9 思考词语

单词和短语是有力量的。我们可以在脑海里从想起一个字而联想到其他事情或别的东西。我们不用说话,也可以思考许多想法。这个是一个单词关联练习,它帮助连接案主的想法,即使他们可能会拒绝你的建议,也会令他们不自觉地把心里的问题打开。以下是一些与一个饮食失调女孩连接的"思考词语",准备时间先得到她承认,使用录音机做音频记录。她从中告诉治疗师在她心中的秘密,之后她就能告诉她妈妈关于她的心事。

引导词

现在,让我们一起舒服地做几个深呼吸,当你准备好的时候,轻轻地闭上眼睛,让自己用最舒服的姿势坐在椅子上,然后放轻松。让大脑成为你的指南针,让自己尽量地放松。让你的嘴巴为你的大脑说出有智慧的话,然后继续保持放松。

接下来,我会读一些随意选择的字和词,目的是用来评估,在你的想法中,是不是能反映出一些目前的问题或答案。例如,当我说"打开",你可以说"关闭";当我说"打开",你可以说"门";当我说"打开",你可以说"好";当我说"打开",你可以说"打开";或是,当我说"打开",你可以说出任何一个第一时间出现在你的头脑里的字或词;也或者是,你可以什么都不说,保持沉默。那我就会继续再读下一个字或词。

当这练习结束的时候,我会说两次"醒来吧!"。在活动过程中,如果你不想要再继续,你可以选择在任何时候醒来;或是,你也可以在练习完全结束时醒来。好的,我们现在开始啰(见表2-3)。

表2-3 练习引导词

打 开	呼 吸	谁
绿色	眼睛	逃命
我	逃走	堕胎

续 表

打　　开	呼　　吸	谁
爱	欲望	控制的
蓝色	性	瘦
生命	男孩	婴儿
嘴巴	需要	罪恶
过重	信仰	如果可以……
红色	我的父亲	跳舞
糖	愤怒	我们
柔软	当……	怎么
响铃	哀伤的	1980
容易	可怕	祖父
父亲	天分	我享受……
生活	自己	感觉
恐惧	快	睡觉
母亲	老	妻子
痛苦	牙齿	死亡
你的名字	谁	在上面
感受	同性恋	2020 年
球	必须是……	问题
里面	时间	妇女
来	压抑的	打架
婚姻	我是……	躺下
我的妈妈	底下	裸体
自豪	处罚	放松
嘴唇	我	想法
肮脏的	您	干燥
信任	时钟	丈夫
儿童	男	我恨……
哪里	大	缓慢的

续 表

打 开	呼 吸	谁
尖叫	派对	我喜欢……
家庭	晚	苏醒
关心的	说谎的	OK
好亲切的	离婚	一
葬礼	爸爸的名字	二
水	枪	三
柔和的	喜爱	四
什么是?	白色	五
黑色	深刻的	醒来吧
葡萄	谎言	醒来吧

做得非常好,现在,请跟着我的指令,做几个舒服的深呼吸,然后慢慢地睁开你的眼睛。醒来吧! 醒来吧! 请睁开你的眼睛。

从这案例中,有一些词语是这个案主的关键语,也有一些词语是填充词没有关键意义的,应用时必须慎重选择。

治疗式提问:

- 当你再次从音频中听到你自己的声音时,你感觉到的是什么?
- 当你听到"关心的"这三个字,你是在想着谁呢?
- 什么词语或答案是令你感到自在或惊讶的?
- 心中的秘密或心事是可以分享的吗?

I - 10 我有话要说

因应全球社会动荡不安以及全球对于心理健康(Mental Health)的重视,被确诊为创伤后压力综合征(post-traumatic stress disorder,PTSD)的人口比例逐渐增多。本章节将针对被确诊为创伤后压力综合征的儿童及青少年设计治疗方案。

创伤后压力综合征的症状包括反复经验受创事件、重复出现与受创事件相关或间接相关的噩梦、失眠(睡眠中断)、忧郁、过度警戒、无法专注,等等,因而可能造成自杀、心理健康恶化等风险。因此，面对此类个案，治疗师须与案主建立信任、安全的专业关系，使案主能尝试地表达自己的感受与想法，进而获得治疗师正向的支持，进而协助案主处理当前所面临的情绪与事件。

此活动引导案主觉察或再次肯定自己所具备的内在正向力量与处理问题的能力，理解身边家人为自己所做的改变，并且建立一套应对机制，让自己面对症状的时候，能够逐步地调整情绪与负向思维，让身体放松，尽快恢复平静。

本活动主要目的在于给予案主正向建议，用以取代负向或创伤思维，借此提升案主对于症状的控制感、安全感以及使生活得以重新安排。由于此活动在进行时，允许案主睁开眼睛进入治疗情境，为案主塑造具备视觉与具体化的治疗经验，以避免案主于治疗期间陷入创伤情境，因此本活动为"非典型连想疗法"。

1. 活动道具

用压舌棒（或是冰棒棍）制作两种表情。

- 笑脸表情（代表是或是肯定意义）：一对大眼睛与灿烂笑脸。
- 哭脸表情（代表不是或是否定意义）：一双失望眼神与失望表情。

2. 引导词

现在，让自己做几个舒服的深呼吸，让自己尽量地放松心情。我们今天要进行的是一个轻松、有趣的活动。这是一个安全的空间，只有我们两个人，你可以非常安心地跟我一起完成这个活动。

这个活动很简单，我会给你两根棒子，代表着你的感受或是答案。一个是笑脸，代表正向意义，如是的、好的、我很快乐等；另外一个是哭脸，代表负向意义，如不对、不好、生气等。在活动过程中，我会跟你说一些字、词或是问句，当你听到这些字、词或是句子时，运用你手上的这两根棒子，左手握着笑脸棒、右手握着哭脸棒，回应你的感受或是想法，若你有想要补充说明的，你也可以直接说出来。若你的答案是不确定的，你可以同时举起这两根小棒子或是不做任何动作，这样我就会再进行下一个。例如，当我说"你准备好了吗"，可以举起你的笑脸棒，代表"我准备好了"，并且说"是的""好了""OK"或者"是"，你也可以举起哭脸棒，代表"我还没准备好"，并且说"还没""我心情不好"，等等。不过，在活动过程中，尝试让自己保持正向的思维，因为，这是一个让自己心情好起来的关键！

再举一个例子,当我问你"累了吗",你可以选择举起哭脸棒,代表"不,我还不累",并且给我一个大大的笑容,让整个人都感觉到很舒服。或者是,你也可以举起笑脸棒,代表"是的,我很累",并且跟我说"是的,我很累"。甚至,你也可以说:"是的,我很累!但是,我还撑得住。"尝试让自己尽管在疲劳的状况之下,你还是可以维持一些正向的想法。也或者是,当你听到的是指令的动作,如放松。假设你觉得在这个当下你可以让自己放轻松,你就举起笑脸棒,代表是的,或者是,你也可以举起哭脸棒,让我知道你目前还没有办法放松。当你听到的是一个词,例如小狗。你一样可以使用手上的两根棒子,表达你对这个词的想法或是意念。

在活动过程中,如果任何感觉或是想法让你无法再继续进行下去,请随时让我知道,我就会暂停活动。现在,我们一起来做做看吧!

治疗师: 你准备好了吗?(等待案主回应)好的,接下来,你会听到一连串的字、词或是问句,不用着急,我会等待你的回应再进行下一个。

治疗师: 你好吗?

小鸟

蓝色

游泳

天空

你是一个勇敢的人吗?

优秀

我很强壮

露营

放松

你现在感觉放松吗?

让我们一起做 3 个深呼吸,稍微休息一下,跟着我的声音一起做。吸,吐,吸,吐。很好,最后一个,吸,吐。现在的你感觉还好吗?我们可以再继续吗?

开心

难过

感觉

你觉得累吗?

你是一个好人吗?

当你放松的时候是什么感觉呢?

放松

欢乐世界

我的家人

你准备好要跟我分享更多了吗?

漂亮

Ok

高贵的

感觉到放松的力量了吗?

现在的你感觉充满正向能量了吗?

做得非常好! 让自己做几个舒服的深呼吸,再一次地让自己放轻松。现在,你可以慢慢地睁开眼睛(若案主选择闭上眼睛进行活动)。

你现在感觉好吗?

3. 临床运用

本治疗活动可在会谈之前作为破冰活动,这个活动亦可以用于团体治疗中。治疗师依照案主的情绪状况与需求,让案主自行决定是否要闭上眼睛进行活动。治疗师可依评估与案主状况,适时提出一些其他的字、词或是问句。在活动过程中,若案主表示不习惯用棒子表达情绪、感受或是想法,可以直接用口语表达。再者,由于考量案主的情绪感受与需求,或是对特定字眼产生反感,治疗师需要随时观照案主的各种反应,并且容许案主表达暂停或停止活动的需求。

治疗式提问:

- 你最印象深刻的地方是哪里?
- 哪方面曾使你犹豫不决?
- 你对于自己的性格或家人有什么新发现?
- 你在过程中比较常用笑脸表情还是哭脸表情? 你感到惊讶吗?

I-11 放轻松

此活动适用于儿童、青少年及家庭的团体治疗。治疗师鼓励案主将此活动实际施行于日常生活中,一天2次,一次约15分钟。此活动可以协助案主在一整天的工作或是学校课程之后进行放松。此活动的主要目的在于引导案主比较紧绷与放松之间的差异,进而让案主学习调整情绪与压力。

首先,让案主静下心感受肌肉紧绷的感觉。接着,再让案主比较肌肉放松后的感觉。治疗师须适当地引导案主。为避免让肌肉受伤,切勿过度让肌肉紧绷到疼痛或是不舒服。若案主有任何健康状况,进行此活动之前,须咨询案主的主治医师,并且审慎评估此治疗活动对于案主身体状况的适当性。若案主或是参与的家庭成员怀有身孕,治疗师则须跳过此步骤,直接进入放松阶段。

1. 引导词

现在,你可以用最舒服的姿势坐下。你可以脱掉你的鞋子(暂停5秒)。轻轻地闭上眼睛,跟着我的指引走。今天,我们会运用到你身体的16组肌肉群,我会引导你分次地紧绷你的这16组肌肉群,每一次动作大概会持续5~7秒。在紧绷的时候,你只要专注在当下的感受,接着,当你放松的时候,也只要专注在感受当下肌肉放轻松的感觉。记得喔,在放松的阶段,需要你把原本紧绷的肌肉,完全地放轻松,这样我们才可以进行到下一组肌肉群。

准备好了吗? 我们要开始了!

肩膀:现在,我们要动一动你的肩膀,把肩膀尝试地从前面往后,经过耳朵,再往后转,就像用肩膀画一个圆一样。类似的动作,再由后面往前转。非常好,接着放松,并且做一个舒服的深呼吸。

上手臂:弯曲你的上手臂,让手指碰到你的肩膀,让手指头自然地在肩膀上点五点。1、2、3、4、5。接着,紧绷你的二头肌,直到我数到5,再放松。开始,1、2、3、4、5,放松。非常好! 现在的感觉如何呢?

下手臂:伸出你的双手,往前伸直,伸得越远越好,好像有人在拉你的手一样。(暂停)然后,放松,把手收回来。做得非常好!

手:开始快速地运动你右边的5个手指头,越快越好(暂停3秒),然后,停,放松。接着,轮到左手,开始快速地运动你左边的5个手指头,一样的,越快越好(暂停3秒),然后,停,放松。紧握你右手的拳头,越紧越好,然后,放松;接着是你左手的拳头,越紧越好,然后,放松。有感受到前后的不同吗? 做得非常好!

眼睛:紧紧闭上你的眼睛,然后睁开。让眼球顺时针转,接着逆时针转。非常好! 接着, 轻轻地闭上眼睛, 然后, 放松。

额头: 现在, 睁开你的眼睛, 尝试把额头的肌肉提高; 接着, 闭上眼睛, 然后放松。非常好!

下巴: 张开你的嘴巴, 张得越大越好。可以的话, 可以再更大一点。非常好! 接着, 轮流闭上、张开嘴巴, 重复这个动作 5 次。接着, 轻轻地闭上嘴巴, 然后放轻松。

舌头: 现在, 尝试着用舌根的力量把舌头往下压, 然后再试着将舌尖往前排的牙齿顶住, 撑住(暂停 5 秒)。放松。

嘴巴: 夹紧你的双唇, 接着, 放松。仔细感受一下脸颊放松的感觉, 好好地感受此刻, 脸部肌肉完全松弛的感觉。

脖子: 现在, 挺直腰杆, 尝试地把头向前胸弯, 尽量把下巴往胸口压。接着, 再慢慢地把脸转朝向正前方。非常好! 接着, 把右边的耳朵尽量往右边的肩膀靠近, 让你左边的脖子肌肉感觉有紧绷的感觉。非常好! 接着, 同样的动作, 将左边的耳朵尽量往左边的肩膀靠近, 一样的, 你会感觉到右边脖子的肌肉有点紧。(暂停)挺好, 现在, 把头摆回原来的位置, 放松!

胸口: 先做一个很深、很慢的深呼吸。接着再慢慢地将空气通过鼻子, 进到胸口, 让空气充满再胸口一样; 接着, 稍微憋住气, 让胸口的肌肉有胀胀的感觉。再接着, 慢慢地将所有的空气吐出来。然后, 放松。非常好!

肚子: 现在, 尝试的让肚子的肌肉用力, 让肚子感觉又涨又硬。(暂停)接着, 放松, 非常好! 稍微让自己喘口气, 感受一下此刻的放松吧!

背部: 现在, 再一次挺直你的背, 挺直到感觉你背部的肌肉有点紧紧的。接着, 手叉腰, 深深地吸气, 1、2、3, 吐气。然后, 再把双手放下, 做得好!

屁股: 轻轻地把屁股往椅子上压。(暂停数秒)恢复原本的坐姿, 放松。

大腿: 用大腿的力量, 让脚后跟深深地往地板向下踩。恢复, 然后放松。

小腿: 让自己的小腿尽量地往前伸, 让你的 10 个脚趾头, 尽量地张开, 并且往前伸。接着, 再回复到你原本的坐姿。再做一次一样的动作, 不过, 这一次, 把你的脚趾头向内夹紧。再放松。

感觉得出来, 紧绷和放松前后的差异了吗? 现在, 就让自己舒服地坐在椅子上, 好好地感受此刻, 全身放轻松的感觉。同时, 跟着我的指示, 做几个舒服的深呼吸。慢慢地吸气, 1、2、3, 接着, 慢慢地吐气。太好了!

当你准备好的时候,你可以慢慢地睁开眼睛,慢慢地站起来,活动、伸展一下全身的筋骨。非常好!

2. 临床应用

本活动主要在于鼓励案主跟着治疗师的指令,紧绷或是放松肌肉。当完成活动项目,治疗师可以询问案主当下的感受,以及是否因为肌肉群一点一点地放松后,而让自己感觉到更深层的放松呢?

治疗师鼓励案主回想活动过程中,让自己感觉最明显的紧绷与放松差异的肌肉群。同时,也鼓励案主思考,当他们感觉生气或是情绪失控的时候,有没有哪一部分的肌肉群是感觉特别明显紧绷的? 案主若有指出特定部位,在治疗过程中该部位肌肉放松时,治疗时应进一步引导案主表达感受与想法。

治疗师可鼓励案主,每晚就寝前重复此活动,作为放松运动。

治疗式提问:

● 你现在的感觉怎样?

● 这个练习能帮助你放松吗? 你会特别在什么时候感觉到?

● 你会经常感觉到身体哪一个部分的肌肉群比较紧绷?

● 你平常是怎样让自己放松的呢?

I－12 生活"停、看、听"

儿童及青少年的行为规范是人在心理发展过程、社会化过程以及行为养成过程中很重要的目标之一,也是为人父母最在意的事情。但,面对被确诊为冲动行为、品行疾患(Disruptive, Impulse-Control, and Conduct Disorders)的孩子,这个目标却成为一大挑战。确诊此类诊断的个案,持续性地出现挑战一般常规、制式规矩甚至是游走法律边缘的行为模式。再者,此类案主也常常出现无法自我调控情绪的状况。为此,往往让案主的父母(主要照顾者)及学校老师在管教上出现严重的挫折感与无力感。

本治疗活动取向为采取结构化进行方式,为案主建立一套适用于生活情境的行为机制。通过治疗情境,协助案主能将所学的应对技巧,实际应用于日常生活中。

1. 引导词

[第一阶段] 放松运动

现在，找一个你觉得最舒服的方式让自己休息一下，你可以坐着，也可以站着，甚至，你还可以脱掉鞋子。轻轻地闭上双眼。

我们要一起让身体放轻松，我们会一路从手做到脚。先从上手臂开始，弯曲你的上手臂，让手指头自然地垂放在肩膀上。接着，紧绷你的二头肌，直到我数到5，再放松。开始，1、2、3、4、5，放松。非常好！接着，伸出你的双手，往前伸直，伸得越远越好，好像有人在拉你的手一样（稍停）。然后，放松，把手收回来。做得非常好！

现在，我们要动一动你的肩膀，尝试着把肩膀从前面往后，经过耳朵，再往后转，就像用肩膀画一个圆一样。类似的动作，再由后面往前转。接着是胸口，先做一个很深、很慢的深呼吸。再慢慢地将空气通过鼻子，进到胸口。接着，憋住气，让胸口的肌肉有胀胀的感觉。再接着，慢慢地将所有的空气吐出来。接下去是肚子，尝试让肚子的肌肉用力，让肚子感觉又涨又硬（稍停）。接着放松，非常好！

用大腿的力量，让脚后跟深深地往地板向下踩。恢复，然后放松。接着，让自己的小腿尽量地往前伸，让你的10个脚趾头，尽量张开，并且往前伸。接着，再恢复到你原本的姿势。很好，现在的感觉真舒服！

［第二阶段］主要活动

一直以来，我们都希望能做自己的主人。现在，请用以下的"停、看、听"练习，让我们做自己的主导者吧！

当你再一次准备好的时候，做3个深呼吸，然后轻轻地闭上眼睛。

接下来我们要进行的活动，你只需要放松心情，用全部的专注力去听，当你听到"停、看、听"的时候，你要跟着在心里复诵这三个字。接下来，我会带着你一起回到一些在学校里可能发生的事情或已发生的事件，让"停、看、听"帮助你想象如何做自己的主人。

回想一下那一天的情境。那天你原本心情还不错，等了一整天，终于到了最后一堂课，你迫不及待地希望可以马上下课，因为前一堂课是体育课，你的肚子早就饿得不得了了，你更希望可以跳过最后一堂课，马上回家吃饭。但是，看着教室墙壁上挂的时钟，时针走得好慢，你看着外面的天空，真希望自己能像天空中的小鸟一样自由自在。这时候的你，因为整天的疲倦加上肚子饿，你觉得有一股憋不住的气就要冲出胸口,让你忍不住想要叹一口大气,也忍不住想要冲出教室,甚至忍不住想要生气和破口大骂。但是,这个时候有一个声音从你的心里发出,提醒了你一件事情,"当自己的主人"。于是,你想起了我们今天的练习"停、看、听"。你的急躁便马上停下来,心里说"停"。很好!

站在讲台上的老师,已经发现了你的坐不住,老师对你说:"＿＿＿＿＿＿＿(案主的名字),请你专心看黑板。"当你听到"看",你深深地吸一口气,然后心里也说"看"。非常好!看着老师,把目光转回到课堂上。然后,老师带着大家一起做了一些简单的伸展操,伸展一下筋骨、活动一下手脚。接着,老师又说:"现在,听我的口号,我们一起大声地说,'我很棒!上完课,我学到更多了,我很棒!'"听着大家一起大声地说一遍!(治疗师可以引导案主说一遍)心里说"听"。非常好!

现在,大声说:"停、看、听"。很好!有没有觉得松了一口气呢?

你做得很好呢!现在,让我们再一起练习一次,念"停、看、听"三次。以后,当心中不舒服/不快时,先停下来,看清楚,听听别人说的话。现在大声说:"停、看、听"。往后,当别人跟你说话时,同样地,先深深地吸一口气,心中说:"停、看、听"。现在就来练习,不用发出声音三秒钟,心中自己说"停、看、听"。做得非常好!当自己身体的主人感觉不错吧!

记得把"停、看、听"记在心里,回家可以自己找机会多练习。甚至是当在家里爸爸、妈妈跟你说话的时候,你也可以用来试试看。当你准备好的时候,慢慢地睁开眼睛,跟大家一起说"停、看、听",1、2、3,"停、看、听"。

2. 临床运用

本活动主要是将治疗模式结构化,运用生活中常用的字或是词语,浓缩成一个字的关键字,让案主容易记忆。并且,在治疗情境中,治疗师运用这些关键字协助案主建立一套运作机制。结构化运作机制如下:听到关键字(如停、看、听);案主的反应:深呼吸、复诵关键字或心里默念关键字、执行关键字动作。

治疗师通过充分地与案主讨论,从会谈中截取反复出现于案主生活的情境。通过运作机制的建立,治疗师在治疗情境中假设各种情境让案主练习。同时,治疗师多给予案主鼓励及正面肯定,可以提升案主的自信心。治疗结束后,治疗师向案主父母(或主要照顾者)及学校老师说明治疗状况,鼓励父母(或主要照顾者)及学校老师适当地运用于日常生活中的实际状况。治疗结束后,治疗师与父母(或照顾者)及学校老师保持定期联络,以确认执行状况。

以下提供几个问题,供治疗师于治疗过程进行运作机制执行状况的评估。

治疗式提问:

● 当你听到_____(关键字,如停、看、听)的时候,你的感觉是什么?这些字能够提醒你什么吗?

● 当你在家里或学校里想要生气或是发脾气的时候,这些关键字会提醒你需要冷静一下吗?

● 在我们运用这些关键字在你的生活实际的状况之后,你有发现什么跟之前不一样的改变吗?你能接受这样的改变吗?说说你的看法。

I-13 魔法厨房

生活中的压力与日俱增,变化快速的生活形态使得多数人出现焦虑、忧郁、身心失衡的状况,直接影响了进食。再者,大众普遍审美观倾向窈窕身形,更是影响了一般人对于饮食的要求与限制。尽管,大众对于饮食的要求不再只是吃得好,并要吃得巧、吃得养生;然而,生活形态的差异以及不当的饮食习惯,容易造成营养摄取及饮食障碍症(Feeding and Eating Disorder),包括反刍症(Rumination Disorder)、回避或节制型摄食症(Avoidant/Restrictive Food Intake Disorder)、厌食症(Anorexia Nervosa)、暴食症(Bulimia Nervosa)及狂食症(Binge Eating Disorder)。对于正在发育中的儿童与青少年而言,偏食的问题往往也让父母(或照顾者)担心,如何协助案主摄取均衡的营养,以符合身体基本所需,实乃当务之急。

本活动针对被确诊为营养摄取及饮食障碍症(Feeding and Eating Disorder)的儿童与青少年个案,进行饮食调控计划,运用"营养金字塔"的概念,为案主建立起适量、适当、不挑食的饮食习惯。

1. 引导词

轻轻地闭上眼睛,用你觉得最舒服的姿势坐在椅子上,让所有的专注力都集中在我的声音。现在,我们要一起进入一个魔法厨房,试着想想看,在这有一个神奇的法力,所有经过这个厨房煮出来的食物都会变得营养又好吃,吃过这个厨房煮出来菜肴的人都可以变得更健康!

当你轻轻地推开厨房的门,扑鼻而来阵阵的香味,闻到了吗?那是什么味道呢？（治疗师可以带入案主喜欢的食物名称或是菜肴名称。）在厨房里，有两位穿着白色厨师服，系着红领巾的厨师，正在准备你的餐点。光是这个香味，就让你的肚子忍不住地咕噜咕噜叫。你走到了一个餐桌边，餐桌上摆着一个漂亮的彩虹餐盘，有红、橙、黄、绿、蓝、靛色的分隔，还有一个紫色的玻璃杯。阵阵的香味和美丽的餐盘，让你开始期待今天的餐点。

厨师一边把餐点一样一样地放到你的餐盘里，一边嘴里说着："白饭香香软软，吃了让你的胃好舒服。"说着厨师就把饭放到黄色的隔层。"再来一点红萝卜炒蛋，可以让你的眼睛变明亮，鸡蛋的营养可以让你的肌肉长得更结实！"厨师把红萝卜炒蛋放进红色的格子里。接着，厨师再把绿色的菠菜夹了一点放道绿色的格子，嘴里念着："绿色的菠菜含有丰富的维生素和铁，让皮肤变得好看极了。"接着，厨师又夹了一些清蒸鳕鱼放在蓝色格子里，说着："鳕鱼有营养又好吃，热量低，完全没有鱼腥味。"接着厨师放了一碗汤在橙色的格子里，又说："这是味噌汤，热量低，海带芽补钙又养颜美容，滑嫩的豆腐，配上味噌提味，好吃、助消化。"最后是水果，有西瓜和苹果，厨师各夹了一点放在靛色的格子里。接着，厨师再帮你倒了一些水在紫色的杯子里。接着，两位厨师微笑着对你说："希望你会喜欢今天魔法厨房为你准备的餐点，记得要全部吃光光喔！"

看着这丰盛的餐点，虽然有你讨厌的红萝卜和你害怕的菠菜，但是，同时也有你喜欢的鸡蛋、鱼和水果。当你正在犹豫该怎么开始吃的时候，一位厨师温柔地对你说："都试试看吧！这个魔法厨房的神奇之处就是会让所有的食物都变好吃，保证不会有你害怕的味道，你一定会喜欢的。"于是，你决定试试看。你先尝了一小口红萝卜炒蛋。（暂停）真的没有你害怕的味道，当你想着这是会让你眼睛变明亮的红萝卜，你就再尝试了第二口、第三口。哇！真是太棒了！两位厨师忍不住地为你鼓掌！你突破了吃红萝卜的恐惧。

接着，你尝了几口你爱吃的鱼，让你感觉好满足。接着，你的目光转到菠菜，你想到了菠菜的怪味道。这时候，厨师又对你说："这个菠菜已经没有你害怕的味道，它有丰富的维生素和铁，可以让你的皮肤变漂亮，让身体更健康。"有了吃红萝卜的经验，你决定再试试看。（暂停）哇！这个菠菜只有蔬菜新鲜的口感，完全没有你讨厌的味道。你又接着吃了一大口，确认真的没有你讨厌的味道。今天的你真是太棒了，已经完全克服了对红萝卜和菠菜的抗拒！

但是，随着食欲变好，你开始担心体重会增加。厨师又对你说："你可以安心地吃,这些都餐点都是控制在正常的热量范围之内,身体会吸收需要的营养,可以让你的身体越来越好。你可以先喝一小口水,然后一口一口地慢慢吃。"你按着厨师说的话,先喝一小口水,并且一点一点地慢慢吃,每一道菜真的都好可口,让你有一种被阳光暖暖地包围起来的幸福感。而且,你再也不害怕吃红萝卜和菠菜了,你也不用担心体重,因为你知道,这些都是身体需要的营养,是天然的补充品,吃了会让你更健康。(暂停)

现在的你,不但可以吃红萝卜和菠菜,你还可以把餐盘里有营养的食物全部吃光光,这真是太好了! 我相信,不久的将来,你的身体就会越来越健康,人也会越来越漂亮!

2. 临床运用

针对确诊营养摄取及饮食障碍的个案,在治疗师介入初期,邀请父母(或主要照顾者)共同参与治疗计划,对于案主的治疗成效是有正面影响的。因此,此治疗活动,治疗师可将父母(或是照顾者)纳入治疗活动中。

鼓励父母(或照顾者)将治疗的效果延续至实际生活中。甚至可鼓励父母(或主要照顾者)延续用餐盘进食的方式,鼓励案主定量并且均衡进食。此治疗式活动,治疗师可与营养师合作,协助提供适合案主的饮食方案,并且给予案主及案父母(或主要照顾者)正确的营养摄取概念及烹调方法。再者,治疗师要求案主记录下每天的进食状况,作为回家后要做的功课,亦可作为后续评估治疗成效的依据,以及确保案主每日饮食状况。

治疗师针对案主诊断、临床症状及饮食状况斟酌修改引导词内容。针对儿童个案,治疗师可于活动前准备相关道具,如碗、食物模型、营养金字塔图,以帮助儿童个案进入治疗的情境。若为青少年案主,则可以直接使用传统式连想治疗。

治疗式提问:

- 你做了什么来使自己成为一个健康的人?
- 告诉我一个关于吃饭的故事。(内容可以关于任何人或者你想吃什么)
- 你如何界定什么食物有营养?
- 如果你试图说服一个女孩或男孩如何保持健康,那你会从哪里开始?
- 你会怎样告诉你的父母有关健康和营养的信息?

I－14　请给我力量

此活动提供治疗师一个评估工具,适用于因父母工作需求,需经常搬迁住所的儿童和青少年。此活动为案主提供了一个舒适区(comfort zone),使其能安心地处理关于过去因频繁搬迁而延伸出的负向回忆。治疗师预先录制背景音乐,并于会谈间播放,使案主随旋律放松,并且通过引导,产生正向思维。此活动的主要目的在于协助案主勇于表达情感,能够意识且调控自己的各种情绪反应。同时,此活动提供案主实际演练的经验,使其能有效地调整自己处于负向情境时的情绪与想法。

1. 引导词

轻轻地闭上眼睛,跟着我得指示做三个缓慢的深呼吸:吸气、呼气;吸气、呼气;吸气、呼气。

想象一下,你坐在一棵大树下,风吹在脸上,好舒服,试着把自己的心静下来。回想起过去几个月甚至是更早以前,发生过的事情。你经历过好多次的搬家,常常由一个地方搬到另一个地方。那一阵子,你不断重复着打包、搬运、拆卸,然后又再次搬家。每到一个新环境,搬进一个新房子,以及准备另一个开学日。你反复经历着重新认识新同学、新老师,适应新的环境和生活。每一个人、事、物对你来说都是全新的。

现在,想象一下,尽管你经历了这么多次的搬迁及改变,你的心情依旧是平静的和轻松的。维持现在这样放松的状态,接着想想一些让你觉得美好的事物。现在出现在你眼前的是什么呢? 当你想到那些美好的事物,你的感觉是什么呢? 当你需要帮忙或是当你觉得寂寞的时候,有没有谁即时对你伸出援手或是乐意给你支持呢? 将注意力放在额头,感觉是什么呢? 当你感觉忧虑、担心的时候,你如何让自己放松呢? 当你想着一些美好和正向的事物时,你身体的感觉是如何呢? 不论有任何的想法从脑中飘过,你仍旧保持平静和放松!

现在,想象一下,不论再多的转变以及搬迁,生活终于安定下来了。回想一下,在这一连串的转变中,萦绕在你脑中所有的担心与忧虑,你可以用一些字眼来形容这些担忧的吗? 想象一下,这些令你不舒服的字眼从你的嘴巴里跑出来,但你却没有发出任何的声音。尽管你没有发出声音,但是,你感觉整个人很舒服。再想象一下,这些令你忧虑的字眼,从你的手掌和脚掌慢慢释放出来。

此刻的你,感觉很平静和很放松。现在,你已经准备好明天去上学了。

虽然,你无法掌控,父母经常搬家这件事情,但是,你已经能够从容地适应环境的改变,并且通过环境的转换,也能让前一次搬家所带来的忧虑,留在原来的地方,随之而去。当你再想到你的家人时,你也要不断地提醒自己,你的放松和平静对自己和家人都非常重要。你的平静同时是能感染到其他家人,而使大家都会觉得放松。要记得,你是平静且放松的。

当你准备好回到现在,你可以尝试地动一动你的手指头,握握双手,伸展一下双臂。你可以用任何能够让你感觉放松和舒服的方式,移动一下你的身体。现在,你会感觉到一种很轻松、很舒服的感觉。记住现在的这种安定和放松的感觉。当你准备好了,就可以慢慢地睁开眼睛。

2. 临床应用

此活动提供儿童和青少年一个经验,意识和辨认自己内在的情绪起伏及平静。更进一步地,通过健康与正向的抒发管道,让案主意识到,将积压在心中的忧虑得以适当的缓解。此活动开始之前,治疗师应评估案主此刻的身心状态,是否适合进入此活动的依据。治疗师可先要求案主闭上眼睛,进行几个慢速度的深呼吸,并且留意案主的各项反应及感受。治疗师通过0~10的数字自我评估,让案主表达进行此治疗式活动前后的压力、紧张和忧虑的转变程度。同时,鼓励案主与家人分享治疗后的感受。

治疗式提问:

我们经常觉得,没办法充分地表达我们的感受,主要是因为父母没有时间静下来,听我们说话。你同意这句话吗?

● 如果同意,邀请案主分享无法充分表达的经验与感受。

● 如果不同意,邀请案主分享父母如何协助或鼓励他们说出自身感受的经验。

● 你会做哪些动作或是用什么方式来舒缓自己的情绪与压力呢? 当你做了之后的感觉是什么呢?

● 你过去有没有过与家人分享心情或是担忧的正向经验呢? 然而,当你感觉寂寞(或是不开心或是难过)的时候,这些经验与回忆是否能让你感觉舒服一些呢?

二、方案 II：连想治疗

（依照议题排列）

II - 1　亲子角色互换

　　本活动主要针对亲子关系紧张的青少年案主,活动目的是通过亲子角色互换的方式,让案主理解父母(或是主要照顾者)的面对亲子冲突的心境,进而能够同理父母亲的感受。尽管,父母亲(或是主要照顾者)的管教方式或是情绪管理并非恰当,但是,通过情境引导及亲子角色互换的过程,能更加深刻地理解亲子关系的经营是双方互动的结果。建立双方感受的同理与正向的互动经验,亦可为另一项重要的议题。

1. 引导词

　　现在,让自己轻松地坐在椅子上,你可以让自己的背舒服地靠在椅背上,把身体所有的重量都交给椅子。然后,做几个舒服的深呼吸,让自己完全地放轻松。当你准备好的时候,轻轻地闭上眼睛,让自己越来越放松。现在,轻轻地吸气,再慢慢地把气吐出来。现在的你,感觉一下自己的脸及脸部的肌肉有没有完全放松了呢?你的肩膀,有没有完全放下了呢?再感觉一下自己的双手,有没有完全放松地放在大腿上。接着,你的双腿、膝盖一直到脚趾头,是不是都已经完全放松了呢?做得非常好!

　　现在,我们一起走进一个房子,这是你的家,而你正在赶着孩子回来之前,把客厅打扫好,也把晚餐准备好。今天晚上你准备了咖喱饭和青菜,希望孩子吃得营养和健康。这时候,有一个 11 岁男生一身臭汗味地走进家门。这个 11 岁的男生,就是你的孩子。他刚放学跟同学打完篮球回到家,他一手把书包甩到你刚整理好的客厅沙发上,一手抹着额头的汗,一边打开冰箱拿出一罐冰凉的红茶,他把电扇开到最大,想要让自己凉爽一下。接着,他把脚翘在客厅桌子上,整个人瘫软在沙发上,一边看着电视,一边对你嚷嚷:"妈!我饿死了,今天晚上吃炒饭!"

　　你看着自己孩子的样子,你担心他全身湿透吹风会着凉,又猛灌冷饮气管会受寒,于是,你忍不住劝他:"先去把湿的衣服换掉,去洗个澡啦! 还有,不要贪凉,喝冰的饮料不好,怎么都不知道珍惜自己的身体呀!"你的儿子头也不回,不耐烦地回你:"你很烦耶!"看着他的态度,又看到他不顾你刚刚的打扫辛苦,乱丢臭袜子,还把脚直接翘到桌子上,全身臭汗地摊在沙发上,一边打开电视机准备看篮球转播,一边用手机回应朋友的对话,还发出让你反感的笑声,这一连串的画面,让你感觉一阵不悦。于是,你又忍不住说:"你坐有坐相好吗? 你没看到刚刚原本客厅是很整齐的吗?"他却假装没听到的样子,把电视的音量调到最大声。于是,你心里一阵怒气,抢了电视遥控器,关掉电视。这时候,你的孩子用一种不悦又挑衅的眼神撇了你一眼,你按捺不住心里的怒火,把遥控器丢向他的脸,大骂:"快去洗澡换衣服! 臭死了,你的脏乱毁了我一下午的辛苦,真是一个没教养的人。"他却回你:"没教养也是你教的呀!"

你努力地强忍下心中的怒火,希望可以不要再跟孩子有更多的争执,于是,你转过头去,一边准备把咖喱起锅,一边说着:"去换个衣服,准备吃饭! 对了,你今天考试考得如何?"你的孩子,不理会你的问题与要求,直接坐到餐桌前,手玩着筷子说:"我的事情不要你管,你只要给我饭吃就好。噢! 臭死了,怎么又是咖喱饭呀? 还有,为什么桌上都是青菜,我要吃肉! 我要炒饭!"顺手就把筷子丢在桌上。这时候,你再也不想忍耐了,用力地放下手上正在装咖喱的大碗,冲到孩子面前,重重地"赏"了孩子两个耳光,准备拿出藤条,想要给这个不受教的孩子一点教训。但,你没想到孩子身手更快地阻止你拿藤条的动作,并且对你咆哮:"从小到大,你只会用藤条打人,只会管我的事情,我换不换衣服,考几分,不关你事!"说完就跑回房间,用力地甩门上锁,留下气得发抖、说不出半句话的你,一个人站在原地。(暂停)

现在,请你跟着我的指示,做三个速度很慢、很深沉的深呼吸:吸,吐;吸,吐;吸,吐。让自己再一次地放松心情。当你准备好的时候,就可以睁开眼睛,回到治疗室。

2. 临床运用

这是亲子角色互换的活动,期待让案主能有机会站在父母的立场,感同身为父母(或是主要照顾者)对于孩子一切的初心与感受。尽管,父母(或是主要照顾者)的管教方式不一定适当,但是,亲子冲突往往开始于双方欠缺沟通与情绪表达方式的不恰当,绝非一方的责任。本活动进行完毕,治疗师可针对以下问题引导案主说出感受与想法。

治疗式提问：

● 请你说说你在情境中的感受。

● 离开情境之后，你会想要跟这个 11 岁的男生说些什么呢？再者，你会想要对情境中的自己说些什么呢？

● 情境中的自己，有没有不恰当的管教方式或是情绪表达呢？有的话，你想要怎么调整呢？

● 你有没有想要对现实生活中的自己或是父母说些什么呢？

● 你有没有想过怎样改善你和爸妈之间的关系吗？你打算怎么开始呢？

II‑2　能量加油站

此连想治疗主要针对儿童晚期以及青少年，并且正面临各式超出案主所能承受或是处理的困难情境，如家暴、药物滥用或毒瘾、丧亲等。本治疗活动适用于个案工作及团体工作。本活动主要目标在于协助案主在安全及具备信任关系的治疗情境下探索及讨论其对于当前重大事件的感受及想法。同时，治疗师协助案主以不同于以往的态度与想法来面对自身的需求及情境〔若为团体工作之参与者，则通过团体的同伴支持，协助案主发掘内在优势（inner strength）〕。

1. 引导词

现在，让自己以最舒服的姿势坐下来，把自己身体的重量全部交给椅子。接着，做几个舒服的深呼吸，当你准备好的时候，轻轻地闭上眼睛。请跟着我的声音，感受一下自己的身体状态及反应。

现在，轻轻地转动一下你的脖子，让自己肩颈以上的肌肉放轻松。从头顶开始，到额头、脸部肌肉，全部都放轻松。接着，你可以转一转肩膀，让肩膀完全地放下。同时，让这样放松的感觉延伸到身体的其他部位，手臂、手掌、十个手指头。接着，再将这样的感觉延伸到腰部以下，大腿、膝盖、小腿、脚掌及脚趾头。让所有的压力、紧张和担心从十个脚趾头释放出去。现在的你感觉更轻松了，身体也更加放松。

现在的你尝试让所有的思绪从脚趾和手指头释放出去，让自己像一颗没有气的气球一样，完全地放空。现在，让自己做一次非常缓慢的深呼吸。通过你的鼻子,让空气稍微停留在鼻腔,接着,再让所有的空气从嘴巴慢慢地吐出。当吐气的同时,你是否感觉到自己的心空出了一点位置呢?还是,有没有什么想法在这个时候涌出呢?现在,再做一次深呼吸,让充满能量的空气、干净及新鲜的空气一起进入体内,让这些纯净的空气进入体内,把体内余留的焦虑与担心全部排出。想象一下,让这些好的空气再一次充满你的身体。由于这些空气很干净、很轻,让你几乎感觉不到它们的存在,甚至让你觉得整个人轻飘飘的。

现在你的身体轻飘飘的,就好像坐进一颗气球一样,缓缓地飘上天空。想象一下,这颗气球的样子是你喜欢的颜色及花样。继续保持缓慢且舒服的深呼吸,让自己的身体持续地有新鲜的空气进入。现在的你越飞越高,你可以很轻松地俯视所有的景物。想象一下,你坐在热气球上,飞上天空的画面。你飞过了森林、飞进了软蓬蓬的云里。这时候你感觉到凉凉的微风吹过你的脸庞,让你觉得好舒服。然而,这阵风也带着你跟气球越飞越高。尽管你无法控制风向,但是,你相信这阵风会让你和你的气球飞得高而且飞得安全。所以,现在的你,可以舒服地躺在气球里,欣赏这一路翠绿的森林与雄伟的山,享受阳光、蓝天与白云。记得持续保持舒服的深呼吸,让这种舒服的感觉延续。

不过,就在这个时候,天空突然刮起一阵强风,用力地把你和气球往下吹,你没有办法抵挡,因为你坐在气球里,你也没有办法改变气球的飞行方向。这时候的你有什么感觉呢?是害怕、担心、无助,还是其他的感觉呢?这阵强风把你和气球吹到了一个树林里,你和气球就被卡在树林间的大树树枝上。不过,幸好你的气球是用很好的弹力橡胶制作而成的,所以气球并没有被树枝戳破。但是,却因为你和气球刚好被卡在很多树枝之间,所以你很难让气球再次移动,甚至脱离树枝。这个状况让你感觉有的手足无措和担心。

这时候,树林里突然出现一个人,他(她)似乎发现了你的困难,尝试着爬上大树,希望可以给你一些帮助。好不容易他(她)靠近了你的气球,伸出手要帮你推气球,让你和气球脱困。你感觉到他(她)推的力气,正使劲地要把你们推离大树,这时候,你也想尽办法要改变气球的形状,让气球可以成为跟树枝空隙一样的形状,并且可以慢慢地移动。终于,气球有了动静,加上那个人的推力,很顺利地,气球已经有一半脱离了树枝。在这个过程中,记得继续调整自己的呼吸速度与深浅,让自己尽管处于困窘之中,你仍然能够从容、冷静地处理当前的处境。再者,因为你的气球是用很好的橡胶做成的,所以,你完全不担心气球因为挤压而造成破坏。于是,你和那个人继续努力地要将剩下一部分的气球脱离树枝的缠绕。

经过一番努力,终于,你的气球再一次飞上天空,你回头向帮助过你的人挥手道谢和道别。气球的外形已经恢复为原本的圆形,再一次顺着微风飞向天空。这时候的你,忍不住做了几次舒服的深呼吸,就像一开始一样,让刚刚在树林里所产生的压力能够获得释放,重新让充满能量、干净及新鲜的空气再一次进入你的体内,让身体重新获得能量与轻松的感觉。现在的你感觉更加自由自在,并且,你也从先前的经验获得一些启示,你更加相信自己是有能力处理好所有突发状况的,尽管有些时候,你仍然需要一些其他人的协助,你还是可以有方法解决的。因此,也让你对自己更加有信心。现在的你,又再一次舒服地欣赏着沿途的风景。阳光再一次地温暖你的心,你轻轻地闭上眼睛,享受这一刻的舒服与自在。(暂停)

现在,跟着我的声音,让自己做三个深呼吸:吸,吐;吸,吐;吸,吐。现在,让自己慢慢地将思考及感觉带回治疗室中,并且,回到你的椅子上。

现在,跟着我的声音,我会由5倒数回1,当你准备好的时候,你就可以慢慢地睁开眼睛。好的,5、4、3、2、1,你可以睁开眼睛了。

2. 临床运用

活动结束之后,治疗师需要与个案或是团体活动参与者确认,其身、心状态是否已经回到现实生活中。再者,治疗师可通过以下提问,与案主进行进一步的感受、想法探讨,并且能够更进一步地将活动经验联结至个案的实际生活事件。

治疗式提问:

● 想请你说说看,在这个活动过程中,你的心情变化是什么样的呢?例如,在你一开始飞上天空的感觉是什么呢?当气球卡在树枝上的感觉是什么呢?以及在你脱困之后,你的感觉又是什么呢?

● 当你被卡在树丛中的时候,那些树枝让你想到什么呢?

● 对你来说,气球对你的意义是什么呢?在现实生活中,你有想到什么人、事、物对你而言像那颗气球一样吗?

● 那位对你伸出援手的人给你什么感觉呢?在生活中,是否有一位这样的人在你周围呢?

- 整体而言,这个活动对你有什么影响,让你有什么改变呢?
- 你打算如何将这次活动的收获,运用在处理当前的生活事件呢?

II‑3　淘米乐

触感治疗(Touch Therapy)主要针对移民家庭中的 3～12 岁经历亲子间双重文化适应议题的儿童。此活动的概念结合了沙盘治疗（Sand-tray Therapy)与游戏治疗的技巧为架构而设计。通过具体的方式,让案主联结对于文化差异的多重感受。同时,本活动亦可作为评估案主专注力以及眼-手协调度的方法。

1. 治疗活动道具

准备一个塑胶桶(大约 38 cm×30 cm×10 cm),并将白米放进桶子里。另外再使用另外三个透明的保鲜盒装入三种不同的谷物:紫米、糙米及红米。

2. 引导词

[第一阶段]

这个活动需要你全神贯注地进行。

首先,看看你的手,伸展你的十个手指头并且将它们都动一动。感觉一下,试着把所有的力量都集中在你的十根手指头。现在,将你的十个手指头紧扣,就像祷告一样。接着,跟着我的指令做动作。紧握手指(暂停 3～5 秒)、放松。重复这个动作 3 次。

紧握、放松,紧握、放松,紧握、放松。非常好,松开双手,好好感受一下双手放松的感觉。

现在,把手掌轻轻地放在你面前的白米上,感觉一下,这是什么感觉呢?

你可以尝试看看,将手中的能量传送到白米上。那股能量是由你的文化、你的家、你的语言或是其他你最熟悉的事物组合而成的。通过白米,将所有存在你身体的能量都集中在一起。接着,再尝试看看,将这些能量传送给白米。感受一下,通过手掌心传递你的感受、经验或是想法的感觉。那真是多美好的一件事情呀。

现在,用右手抓一小把白米,并且这一小把白米放在左手掌。感觉一下白米在手掌上粒粒分明的感觉。现在,我们一起从 1 数到＿＿＿＿＿。(用案主的年龄当作另一个数字。例如,案主 10 岁,则从 1 数到 10)同时,将手上的白米依次放回到桶子里。

准备好了吗？我们要开始啰！1、2、3，可以的话，请继续往下数。（暂停）

现在，请将你手上所有的米都放回桶里。（暂停）想想看，把这些米放回桶里是什么感觉呢？请继续让自己抱持放松的心情，将还留在手上的米全部都放回桶里吧！要记住现在这些感觉，这将会是一个属于你的特别回忆喔！

[第二阶段]

现在，这里有三种颜色的米。

首先，你先选择一种你最喜欢的颜色的米，接着，将这种颜色的米全部放到白米的桶里，并且，将它们均匀地混合在一起。

现在，你已经将两种颜色的米均匀地混合在一起了，做得很好！把这两种米混合，有带给你什么特殊的感觉吗？对于将两种不同颜色的米混合在一起，你的感觉是什么呢？放松心情，慢慢地想想吧。

现在，你可以再选择另一种颜色的米，一样地，将那种颜色的米混合入刚才的白米桶里。这一次，你会选择什么颜色呢？为什么你会想选择这个颜色呢？接着，请将三种颜色的米均匀地混合在一起。现在，它们已经均匀地混合了。对于这个混合的颜色，你有什么感受吗？别忘了继续保持轻松的心情。

最后，再把最后一种颜色的米加入桶里，混合颜色后的米会变成什么颜色呢？这一次，你会想要再把它们都混合均匀吗？这一次，我们让你可以自己做主，自由地决定你要怎么做。还是要继续让自己保持放松的心情。

3. 临床运用

在混合这些米之后，邀请案主分享他们在混合各种颜色的米过程的感受。如果每一种颜色的米代表不同文化的人，治疗师开始与案主一同探讨在这个社会上，多元文化融合的过程。由于这个过程是由治疗师引导，案主跟着指令一步一步进行，然而，在这个跟随指令动作的过程，案主的感受是什么？这个问题，亦可以协助案主将活动过程联想到自身的生活经验。这个活动经验，可以成为案主的一个生活经验。引导案主用新的视野及感受来面对与不同文化背景的人互动过程。

治疗式提问：

● 跟着指令一步一步进行时，哪种颜色让您感觉最舒服？大声说出来，"这种颜色让我感到舒服！"

● 舒适的意思是什么？在你的文化或家庭中，谁能够如何确定舒适的定义？

● 当你碰到米时，你第一感觉是怎么样？与您对心理或家庭治疗的第一感觉有什么相似？

II - 4　求救信号

当今社会，对于精神疾病诊断，仍抱有担心被社会或他人贴上标签（Stigma）的担心，特别是部分新移民族群中，在他们的原生国家中并未觉察出精神疾病与心理健康对一个人生活的影响力，因而，造成此类对象对于相关议题，更是避之唯恐不及。大部分的家人会认定，此类议题似乎间接地揭露出他们家庭内在的不和谐与病态。因此，会更加不情愿，甚至是抗拒向相关专业人员求助。当家长面对自己的孩子因此问题而被学校辅导老师、社工约谈时，更会开始担心自己的孩子会被别人用什么样的眼光看待，或者是开始担心自己的孩子会不会遭同伴排挤、欺负或是被同学的父母歧视。也有些父母会开始担心，我的孩子会不会因此而影响他们正常的课业学习。

当治疗师觉察此类的担心与焦虑发生在案主以及其父母身上，但是，双方却不愿意打开此类话题时，治疗师可通过此活动（放松运动）转移部分注意力。例如，治疗师可以用轻松的口吻邀请案主或父母："让我们一起做个简单的放松运动，让我们一起把脑袋里的焦虑和担心暂时全部抛到脑后吧！"

此治疗活动主要着重帮忙案主在安全的治疗情境中放轻松，并且找到时机与案主共同讨论如何处理当前议题与对外求助。此活动亦可以运用在其他治疗活动进行前的破冰运动。活动开始之前，治疗师需准备四个塑胶水瓶以及一个透明的保鲜盒。

1. 引导词

现在，让我们一起摆脱浮现在脑中的焦虑以及让你不舒服的想法，让我们一起放轻松吧！这也可以让我们在更舒服的情境下，进行一个对你而言很重要的 20～30 分钟活动。我想，你应该很清楚你今天过来找我的用意，对吧？没有关系的，现在的你，可以不用给我任何的答案，你只要放松心情、聆听我的声音、思考你的答案，然后先把答案放在心里。同时，可以的话，就跟着我的引导完成这个活动吧!

首先,当你准备好的时候,轻轻地闭上你的眼睛。把身体的重量全部交给椅子,让自己做 3 个舒服的深呼吸,尝试地让身体完全的放轻松。跟着我的声音一起深呼吸:吸,吐;吸,吐;吸,吐。做得非常好! 现在的你是不是感觉比刚开始轻松很多了呢? 很好! 现在,慢慢地睁开你的眼睛,并且再做一个深呼吸。非常好!

现在,我要你用右手拿起一个水瓶,在手里拿好,并且仔细地看着这个水瓶。这个水瓶让你想到什么了呢? 一颗纯洁的心? 一颗水晶球? 还是一位好朋友? 现在,再用你的左手,再随意选择一个水瓶拿起来。将左右手上拿的水瓶,高高地举向天花板,你可以把它们举得越高越好。想想看,如果,我要你维持现在的姿势,举着这两个水瓶一整天,你的身体会感觉如何呢? 你的身体会不会让你知道它需要休息了呢? 面对身体对你发出这样的信号,你会做什么或是说什么作为回应吗?

想想看,如果只是举着这两个水瓶一下子,其实感觉还真是不错,像在做肌肉运动一样。这种感觉,就有点像是当你发出一个需求信号的时候,有一个朋友即时地满足了你的要求,让你瞬间觉得心宽意解。相反地,如果我要你举着这两个水瓶一整天,而且没有人愿意对你伸出援手、没有人愿意聆听或是在乎你身体的感受,我想,你的手一定会感觉越来越酸。

现在,慢慢地放下双手举着的水瓶,简单地做几个伸展运动,让自己放轻松吧! 同时,也让自己毫无限制地去想想,让自己好好地思考一下,前面两种情况之间的差异以及你当下的感受。

如果你一直将自己的疑问和需求深深地藏在心里,将可能会给你的生活及眼前的状况,带来更多的阻碍和限制。因此,当你想要抛掉烦恼、当你想要将自己的需求或是问题跟一个值得你信任的人诉说时,听听他们给你的建议,身边的人肯定会愿意帮助你,和你一起想办法解决的。

不要把问题压在心里太久。反之,面对问题,就好像你正在凝视一颗漂亮的水晶球,通过这个漂亮的水晶球,期待着里面能出现一个能够理解你、帮助你的人,陪伴你一起面对问题。而我,愿意当那个你正在期待的人,我已经准备好,洗耳恭听,并且愿意陪着你一起面对问题了。那么,你准备好要跟我分享你的心事了吗?

2. 临床运用

鼓励案主多分享一些他们觉得没有人在乎、没有人能理解的事情。此活动可以作为一个垫脚石，正向地支持、鼓励案主说出潜藏在他们心里的担心与不安。让案主有机会表达希望得到支持与协助的期待。在会谈期间，邀请案主分享双手高举水瓶数分钟的感受。同时，治疗师可借此引导案主进一步思考，这个活动所衍生出的象征性意义，以及这些意义与当前议题的关联性。

若是案主无法从这个活动过程联想到当前议题，则治疗师可以邀请案主再一次用双手高举水瓶，并且逐渐增加双手停留在空中的时间。或者，治疗师可以观察案主双手呈现些许酸痛的状态，再让案主做些放松运动，舒缓酸痛感。同时，治疗师可以再次地与案主一同讨论对于这个延伸活动的感受及想法，并且评估活动前后案主想法的改变。

临床经验显示，此类案主很容易将很多事情同时握在手上或是放在心里，因此，造成心理层面不小的负担。通过此活动，主要希望让案主亲身感受到，当双手握住太多或是太重的东西时，势必造成手腕以及手臂的负担，并且会让双手的肌肉感觉越来越酸麻，甚至感觉疼痛。直到案主愿意向身边的人发出求救信号及需求协助后，双手才能放下，所有的酸痛才得以获得舒缓。

治疗式提问：

● 当你的右手拿起其中一个水瓶时，这或许代表着某些特定的意义和感受，在那个当下，你想到了什么吗？

● 假设你左手拿起的水瓶，代表了一个解决办法，这让你想到什么了吗？你如何知道这个解决办法适用于哪一个问题上呢？

● 让我们一起想象一下，假设我们要用这两个水瓶来衡量，你对于当前经历事件的感受；你可以把瓶子里的水倒到眼前的透明保鲜盒中，这代表着你对于当前议题的舒缓或是解决程度。依照这个评估方法，你觉得你已经可以倒掉多少比例的水呢？

II－5　我是安全岛

青少年阶段是人社会心理发展的一个重要转折阶段。这个年龄层的人总会想要证明自己是有能力独立自主地安排自己的生活、处理自己的事情。然而，在这个阶段，由于体内荷尔蒙分泌旺盛的关系，往往让青少年在展现自己能力、想法与行动力的同时,发生超乎预期的意外。

此治疗活动,主要在于为14~18岁的青少年提供一个学习的情境,以面对即将开始的成人之旅。以驾驶员的形象代表成年人的生活,让年轻人更加了解自己的责任。

根据美国疾病控制与防治中心的统计数据显示(Disease Control and Prevention,CDC,2012),机动车意外是造成美国青少年死亡的主要原因。造成这个现象的主要原因是由于青少年缺乏驾驶经验,以及在驾驶的同时受到同伴语言刺激的影响,导致车祸、伤亡发生。根据美国疾病控制及防治中心同年的统计资料显示,青少年因车祸身亡的人数中,男生是女生的两倍。这个数据说明,青少年男生较缺乏专注力以及容易受身处环境的影响。

1. 引导词

现在,让自己完全地放轻松,把自己身体的重量交给椅子。想想自己已经是一个多好的年轻人,不但拥有强烈的责任感,同时又具备好的社交能力及很好的人缘。接着,我要你静下心,很认真地想象一个情境,想象你正要准备上路开车的情境。

你跟你的好朋友正开心地要准备前往你们的目的地,你一边准备发动车子,一边跟着朋友轻松地哼着你们喜欢的流行音乐。你发动引擎,并且提醒自己与身边的好朋友"系好安全带,这是对驾驶与乘客来说很重要的事情"。

同时,你告诉自己,要专注、专心!你就像一个专业的驾驶,遵守交通法律规定,并且让车速控制在规定的范围之内。你稳定地驾驶着进入高速公路。

突然间,有一辆跑车靠近你的车身,就差一点点就撞上你的车子了。于是,你稍稍地踩了一点油门,希望加快一点点速度,好拉开跟那辆跑车的距离。但是,你的朋友开始大笑与咆哮:"油门再踩下去一点,再开快一点呀!加速、加速、加速!"这时候,你的心底发出一个声音,提醒着你"遵守交通法律"。这时候,你马上提醒自己,"慢下来、慢下来"。你知道你的朋友并没有想到继续加速的后果,但是,你想到了。是的,你的考虑是正确的。

这时候,你的朋友顺手要从放在脚边的箱子里拿出一罐啤酒,准备要打开。这时候,有一个词出现在你的脑袋"责任感"。于是,你即时地跟朋友提出要求:"我们等到了之后再喝好吗。"是的,你的做法是正确的,你是一个有责任感的驾驶员,你能即时提醒朋友,预防可能的危险发生。这时候你的朋友疑惑地对你说:"你今天是怎么了呀?"这时候在你脑中又出现三个字"别回嘴"。于是,你笑笑地回答朋友:"没事呀!"是的,你做得很好! 你继续专注在开车上。你淡淡地笑着,并且感觉很轻松。你是有判断力与自制力的,你有能力判断什么事情是对的,什么是错的。你是你自己,你也不需要因为自己的坚持与人冲突。是的,你做得很好!

你继续开着车,现在的你感觉有些疲倦。你深深地吸气,1、2、3,慢慢地吐气。现在的你感觉很轻松,但还是有持续着开车的时候该有的警觉性。你不愿意做任何可能对你或是对朋友的生命带来危险的事情。开车并不是休闲娱乐,况且你是一个有责任感的人,所以你更加小心谨慎地开车。开车并不是用来炫耀的,因为你是一个自重的人。你是一个有责任感的人,所以你在驾驶的过程中是非常谨慎小心的。是的,你做得非常好!

现在,你心如止水,你非常清楚地知道,开车所要注意的三件事情:专注、集中精神以及有责任感。接下来,你将带着这三个好的驾驶态度上路。

2. 临床运用

本活动适用于处于青少年前期的个案,主要训练案主能够成为一个有责任感的行车驾驶员。同时治疗师可搭配相关于行车安全之宣导文件,以提供案主与其父母可作为活动后阅读。让案主理解容易造成车祸与行车意外的三大因素为:危险驾驶、与同伴嬉笑驾车以及刚考取驾照。为了预防不幸的车祸意外发生,治疗师于治疗期间可制造任何驾车情境供案主练习。再者,治疗师可针对案主状况,运用好记的口号标语,让案主可使用于行车间,作为提醒自己应该注意的行车习惯,并且,改善其不良的驾驶态度与预防行车意外的发生。

治疗式提问:

● 你如何集中精神? 如果你不能集中精力,谁可以帮助你?

● 从电视广告中,你能记得一个口号吗? 如果将这个口号改成今天你为你自己使用的标语,那是什么?

● 责任感是什么? 为什么要谈论它?

II‐6 提升健康练习

气功,是一种中国老祖先传下来的一种放松运动。通过气功,不但可以使人放轻松,同时也可以提升人体的健康状态、恢复体力以及协调身心的平衡状态。气,来自天地之间,是生命所需的必要能量。功,则是通过一些技巧和动作,让气进入人体,进而恢复、重整体能。一般而言,气功可以提升人脑部功能的运作,帮助体内血液循环,并且调整人的体态(Sancier,1994;1996)。气功,是有一个连续的动作过程,通过联结个人身体与心理状态,缓慢地将气,带入人体,并且达到此运动的成效。

此治疗式活动,将气功的概念融入治疗中。适用于父母亲与孩子共同完成。

1. 引导词

现在,请站起来。我们今天要做一个健康运动,这个运动会结合呼吸技巧以及身体的动作,让整个人的紧绷与焦虑获得舒缓。此外,养成每天固定做这个运动的习惯,因为它可以促进体内血液循环、预防腰酸背痛、调整体态、预防胃溃疡以及肠胃不适等问题。

好的,我们要开始了喔!

现在双脚站开,与肩同宽,双手顺着身体,轻松地摆放在身体的两侧。接着,把双手往前伸,举到胃的高度,将双手十指交扣。接下来,做一个深呼吸,然后慢慢地将十指交扣的双手举高,同时,微微地憋住呼吸。很好,接着,再慢慢地将双手放下。接下来,把双手放开,再慢慢地双手带到与嘴巴同高的位置。将手掌面向自己的嘴巴,每一个动作都不要太快,跟着自己的呼吸速度完成动作。非常好,接着将手掌反转,让手背朝上。接着,我们将手掌再转回朝上的位置,慢慢地往天花板的位置推,好像你要把天花板推得更高一样,然后,当手已经伸到无法再高的位置时,稍微地撑住。

现在,你感觉到自己的手臂是完全伸展开的。同时,记得注意调整自己的呼吸,要让整个人是觉得很舒服的。接着,再把注意力转回到手掌,将两个手掌相对,再次双手十指紧扣。再缓缓地将双手往上拉。你会感觉手臂更紧了,如果可以的话,再让双手往上带,让手臂的肌肉感觉更紧一点,然后,稍微地憋住气。现在,你觉得你手臂的肌肉有些紧绷,但还在自己可以接受的范围。接着将头顺着手的高度,往上看。非常好!现在,将双手掌放开,缓慢地将手摆回身体的两侧,顺着手放下来的速度,慢慢地将鼻子和胸腔里的空气,通过嘴巴慢慢地吐出。在这个过程中,你会感觉身体里的紧绷和焦虑会顺你的吐气释放出来。

接着，我们将注意力放到手指头。我们把十个手指头张开，想象一下，每一个手指头都带有一些能量，而这些能量是可以促进你身体健康的。我们要让这些能量能充分地进入身体，让更多好的能量进入体内。现在，我们让手臂带着整只手，把手带到背后屁股的位置，十指交扣，稍微往后拉，让整个身体舒展开。感觉一下，身体的紧绷，顺着这个伸展的动作，已经释放出体外，接着，再慢慢地将手收回，将身体拉回原本的位置，同时搭配深呼吸，让好的能量进入身体里。接着，将手慢慢地带回身体的两侧，让自己的双手，顺着地心引力往下垂放。现在，你会感觉到非常的放松。再慢慢将双手带回身体前侧，双手轻轻地交扣，然后正常地呼吸。

当你调整好呼吸，准备好的时候，我们要再重复前面做过的动作。慢慢地将手往上举高，当举到最高的位置的时候，稍微憋住呼吸，让你的手臂继续往上延伸，直到你感觉到手臂的肌肉有拉紧的感觉，接着再把双手掌心朝上，好像要顶住天花板一样。非常好！接着，再缓缓地将手放回两侧，同时把气缓慢地吐出，记住，将注意力放在手指尖的能量。

把这些分解动作，串联成一个连续的动作，速度非常缓慢，同时记得配合上自己的呼吸。将这个连续的动作，重复再做8次。

开始。慢慢地将手往上举高，当举到最高的位置的时候，稍微憋住呼吸，让你的手臂继续往上延伸，直到你感觉到手臂的肌肉有拉紧的感觉，接着再把双手掌心朝上，好像要顶住天花板一样。非常好！接着，再缓缓地将手放回两侧，同时把气缓慢地吐出，记得，将注意力放在手指尖的能量。还有7次喔！（治疗师重复同样的指引，当结束一次的时候，记得提醒参与的成员，剩下的次数。）

（当8次完成后）

非常好，你已经完成了今天的运动。现在的你感觉非常放松，而且感觉自己的身体和心灵是相通的。你也感觉到原本积压在体内的焦虑也通过这样的运动，释放出体外了！现在，灵活地动一动你的手指头、手臂、脚趾头、双腿，甚至于是整个身体，都自在地甩一甩、动一动，让自己感觉是彻底的放松的。

2. 临床应用

这个放松运动，主要是通过参与者缓慢地动作与呼吸调整而完成的。同时，通过治疗师的引导，带着案主想象一下身体里的气与能量，在身体里运作与流动。这样的过程，也能协助参与者更快进入状态。然而，此活动的特别之处在于，结合了连想治疗的意念引导，搭配实际的动作，让参与者能够获得身体与心理全面性的放松。治疗师可以鼓励案主在动做的过程中，想象身体里的气与能量如何跟着这些缓慢的动作在身体里运行，如此，更能让参与者感受运动前后焦虑感以及紧绷感的差异。

治疗式提问：

● 什么是正能量？你有吗？

● 当你感到压力时，你可以做些什么来减少它对你的影响？

● 我们可以设计一个放松运动吗？

II–7 开怀大笑

这是一个通过大笑的方式，让人感觉放松的活动。参与的人不需要思考为什么而笑，只需要用自己最舒服、自在的方式大笑即可。不论是有理由或是没有理由的大笑，都能够提升血液含氧量，通过体内循环送到脑部，刺激大脑分泌化学激素使人感到放松，如脑内啡（endorphin）和血清素（serotonin）。这些分泌自人体的天然荷尔蒙可以使人降低疲劳感、放松肌肉、增强免疫力、提升人体对抗疾病的能力以及降低高密度胆固醇的生成，以降低各种慢性疾病发生的概率。大笑瑜伽也被称为"爱笑者的瑜伽"。

大笑也是一种体内运动，通过笑的动作，促使体内器官跟着做轻微的活动，以达成"在体内慢跑"的作用。以大笑瑜伽的观点，不论是真笑或是假笑都能达到提升人的快乐心情，并且同时可以将快乐的气氛感染身边的人。当身边的人都感觉快乐，这个气氛自然可以感染自己，使自己感到更快乐。当你的自然呼吸是没有压力的，这样的气息也同样能感染身边的人。

1. 引导词

这是一个很简单的放松运动，不论一天的你有多忙，每天只要花一两分钟，不论当下有没有任何让自己大笑或是快乐的理由，都让自己在那段时间内大笑或是保持微笑，都会给自己带来正向的效果。

今天的活动，我要邀请大家跟我一起大笑，笑得越开心、越大声越好，你不用执着于想着该找什么理由大笑，也不用刻意去想任何好笑的电影剧情或是笑话，就跟着大家的笑声就对了。好的，现在，我们从最简单的开始，请大家跟着我一起笑,好吗? 开始了喔!

嘿、嘿—嘿、嘿、嘿。[嘿、嘿—嘿、嘿、嘿。]

哈、哈—哈、哈、哈。[哈、哈—哈、哈、哈。]

呼、呼—呼、呼、呼。[呼、呼—呼、呼、呼。]

咩、咩—咩、咩、咩。[咩、咩—咩、咩、咩。]

嘻、嘻—嘻、嘻、嘻。[嘻、嘻—嘻、嘻、嘻。]

嘻、嘻。[嘻、嘻。]

哈、哈。[哈、哈。]

嘿、哈、嘿、嘿、嘿。[嘿、哈、嘿、嘿、嘿。]

哈、哈、哈、哈、哈。[哈、哈、哈、哈、哈。]

嘿、哈。[嘿、哈。]

哈、嘿。[哈、嘿。]

哈—哈。[哈—哈。]

哈、哈、哈。[哈、哈、哈。]

嘿、嘿、嘿、嘿。[嘿、嘿、嘿、嘿。]

哈、哈、哈、哈。[哈、哈、哈、哈。]

嘿、嘿—嘿、嘿、嘿。[嘿、嘿—嘿、嘿、嘿。]

哈、哈—哈、哈、哈。[哈、哈—哈、哈、哈。]

嘿、哈—嘿、嘿、哈。[嘿、哈—嘿、嘿、哈。]

嘿—哈。[嘿—哈。]

嘿、嘿、嘿、嘿、嘿。[嘿、嘿、嘿、嘿、嘿。]

哈、哈、哈、哈、哈。[哈、哈、哈、哈、哈。]

哈、哈。[哈、哈。]

嘿、嘿。[嘿、嘿。]

非常好!

现在跟着我的指令做一个舒服且慢的深呼吸。

吸,1、2、3,吐。

哈、哈。[哈、哈。]

拜、拜。[拜、拜。]

做得非常好!

2. 临床应用

当案主自己在家练习这个运动的时候,不需要去记忆笑声的节奏与速度或是任何的发音。任何一个发音或是速度的笑声,都可以取代活动中的"嘿、哈"。例如,案主也可以使用"哇"等任何的状声词或是语助词。治疗师若是知道案主正在学习其他的语言,也可以用其他语言的发音取代"嘿、哈"。甚至,也可以把发音改成数字,或是其他的节奏,让案主用更有趣的方式,毫无压力地创造出属于自己的大笑瑜伽。

治疗式提问:

● 笑是一种身体运动,它对我们有什么作用?

● 相反地,如果我们不笑,或不想笑,又会怎样影响我们的情绪?

● 压力是激励我们努力工作的一种方式,我们如何创造"反压力",但又可继续努力的方法?

II‑8 美好境界

跟着道家思想一起看世界,意味着可以从不同的角度,重新检视你正专注的情境。道家是中国传统的思想家,通过周游列国,与不同的人通过讨论的方式,一同检视存在生活中各项议题,特别是当这些议题附带影响人的情绪因素时。此意象引导治疗,通过道家的说故事方式,让案主理解所有的"完美"都要通过不断练习才能达到。

1. 引导词

这是一个中国古老的故事,一个关于老人造车的故事。

有一个老人遇到了一位正专注阅读的道家思想家。老人问这位思想家:"你在读什么呢?"思想家头也不抬地说:"我正在阅读一本好书。"然而,老人听了马上回答说:"那么这本书已经没有用途了。"思想家听了之后很难过并且说道:"为什么是这样的状况呢? 这是一本很棒的书,作者通过简洁有力的字句,传递了深厚的知识与道理。这本书让我受益良多,甚至也激发了我许多写自己著作的想法。"还没有等思想家讲完,老人插嘴说:"那让我来告诉你我的生命经验,你就能够理解我为什么会有现在这样的想法了。"老人又接着说:"我是制作车轮的人,看看这些木块吧,它们原来的样子并不是圆的,但是经过我用刀不断雕塑它们的形状,使它们变成圆形。我可以用最快的速度用刀将每一块木头削圆,尽管这样可以节省我的时间和体力,但是我却没办法仔细地辨识这个圆形的各个角度。经过几次这样的经验,我决定要放慢速度,仔细地斟酌角度以及圆的弧度,直到达到我的期待。所以,你可以看到,现在的我,正用非常缓慢的转速,仔细地雕琢这块木头,希望将它制作成一个很好的车轮。因此,未来当它在被使用的时候,可以发挥最大的功效,成为最好的车轮。所以,看吧,我做出来的轮胎都会是好的车轮。这正是我体悟到的人生道理,并且我将这个体悟实践在我的生活中。"

思想家仔细地想了一下,并且向老人提出问题:"那么你如何将你的这个工作体悟传授给你的儿子呢?"老人不假思索地说:"我没有办法将这个体悟传递给任何一个人。我已经是一个七十几岁的老人,这个体悟是我累积了大半辈子的经验而得到的,我没有办法把这个经验口述给任何一个人理解,每一个人都必须从自己的经验中有所学习。我可以将工作的架构与理论教给每一个有心学习的人,但,唯独这个工作的体验,则是必须靠个人自己修炼而来的。"思想家听了便说:"那么,让我先写下每一个雕塑车轮的步骤,然后我要求我的学生阅读之后,并且实际地观察你的制作过程。"

通过这个故事,我们学习到,我们所阅读的书籍未来可能会失去它的用途,但是,阅读却是很重要的第一步,若跳过这一步,我们的生活或是工作将很难继续发展下去。当通过自己专注、深入的研读,所有的知识和道理将会深深地印在你的记忆中。更进一步地,通过实际的见习,结合你所吸收的知识,那么你将会更深刻地将这些所学烙印在脑海中。不过,千万别走到这一步就停下来或是抛下书本了,我们还必须通过实际的操作与演练,来提升自己对于这些知识的活用度以及累积更多实际的经验。

故事到此告一段落,这个故事告诉我们,当我们正在见习或是实际使用所学的时候,正意味着这个知识将深植于你的脑中,并且受用终生。整合脑中的知识,通过实际的演练、经验以及好的态度,将会创造出对你而言最受用、最实际的新技能。每个人都是独一无二的,学习只是第一步,每个人都必须找到适合自己的方法,用适合自己的方法创造出适合自己生活和工作的新知识、新能力和新态度。

2. 临床应用

道家是中国古老的哲学思想学派,但是道家流传下来的故事与道理,却是可以运用在不同的文化中。道家常常使用隐喻的方式,传递生活、生命的道理。例如,这个故事中所提及的书籍、木头、轮子的转轴、车轮与学生。道家思想家擅长通过相对的立场解读事件。然而,对于事件的解读却也没有绝对的对与错。道家的思想相信,每个人对于同一件事情,会以不同的立场、角度解读事件,然而,通过这样的过程,同一件事情,便能产生不一样的道理与意义。

当案主面对生活中的重大转变或是重大事件所带来的各种情绪反应,因为压力而导致案主无法专心在所学,治疗师可以通过引导案主从不同的角度看当前所遭遇的挑战,以不同的方式、不同的观点来解读当前所面对的议题。通过道家的故事,让案主理解、学无止境、学无所限。这个故事的精髓就是要传递"学习并不是墨守成规于特定某一本书的道理",每个人都必须借由阅读与学习书中的道理,转换成适合自己的新能力,甚至通过学习,写下属于自己的学习日志。当我们开始着手撰写属于自己的生命日志的时候,正表示,我们的生命将更具意义。

治疗式提问:

- 完美是一个境界,对你而言,我们如何生活在这境界并不会感到压力?
- 如果要写下属于自己的学习日志,你会写一些什么?
- 你如何做一个学习生活的学生?

II - 9　全神贯注

此连想治疗活动的概念,是利用中国传统哲学道家思想的隐喻,协助案主放松并且聆听自己内心的声音。活动期间,治疗师通过阅读故事,带领案主进入中国古代的情境。案主可自行选择睁开眼睛或是闭眼睛从事此活动。此活动的目的在于协助案主通过故事的引导,思考当前议题的限制与阻碍,并且尝试思考如何突破这层限制,重新专注在主要任务上。故事内容中所提及的象征性物品,如弓、箭、赌注,代表存在于我们生活中的阻碍与限制。解决的方法在于协助案主找到自己的限制与阻碍,重新专注在当前任务上。

1. 引导词

今天,让我们一起回到中国远古时代,一起去造访一位道家的思想家。他在当时,是一位非常聪明的哲人,他很开心我们的造访,并且跟我们分享了一个小故事。

　　有一天,有两个弓箭手,他们是好朋友。但是,今天,他们决定要进行一场射箭比赛。这两个弓箭手都是当时相当厉害并且具备深厚实力的神射手。不过,他们正在争论着谁才是最厉害的。其中一位说:"不如我们来场比赛吧! 谁能赢得比赛,就能获得第一神射手的头衔。"另外一位弓箭手马上回应:"那么,我们来打个赌吧,我赌我一定可以赢得这场比赛。"同时,他拿出放在腰际上的钱袋,用1000个银币作为赌注。"我用这1000个银币作为赌注,我们来看看谁能用这一排弓箭,射中红心目标10次。"他们都非常自信,并且开始比赛。

　　他们都顺利地完成在一排箭内,射中了10次红心的目标。因此,他们决定再进行第二回的竞赛。其中一位弓箭手表示:"我愿意加码,拿出价值更高的金币作为筹码。"另外一位弓箭手也同意此做法。因此,他们又再各自拿出1000个金币作为第二回比赛的赌注。这一回,他们又更加谨慎、专注地在比赛,希望可以分出高下。双方各自却都只能达到70%的射中率。因此,比赛结果还是一样,平手,依旧无法分出高下。

　　对于比赛始终无法分出高下,他们开始觉得压力越来越大了。"我们干脆赌到底吧,我们就拿我们的生命作为赌注吧!"但是,这一次,双方却都没有射中任何一箭红心。因此,双方都失败了,结果还是平手。

　　听完这个故事,你能够体会出道家思想家希望你学会的道理吗? 道家思想家说明了,尽管你拥有精湛的技术,同时仍需要目标坚定以及专注力去使用器材。反观我们当前正在处理的议题,实际上,你已经花了很多时间学习与练习,你是具备相关知识的,因此,你要相信自己是具备基本能力的。看看故事中的两位弓箭手,他们具备足够的天分与技巧,可是,他们却没有办法表现得如预期的好,甚至是赢得比赛。主要的原因是因为他们已经模糊了焦点,一心只想着如何获得第一神射手的名声以及赌注,而没有专心一意在射箭这件事情上。

　　当你在面对和处理当前议题的时候,把从这个故事中悟到的道理记在心里,并且提醒自己,有当自己能够全心投入的时候,才能把眼前的事情做好。在我们的周围,不论是内在(包括心思、情绪……等)还是外在的影响因素,都可能令我们分心而影响做事情的效率。成功的关键将决定你能不能排除这些使自己分心的因素,让自己的心思与能量都只专注在手头上的任务。

2. 临床运用

　　治疗师运用活动中的各种隐喻名词,如竞赛、弓和箭、银币和金币、两弓箭手的生命以及他们的酬赏，为案主分析故事中无法取得成功的原因，以及讨论当前所面临的状况。以下问题仅供治疗师参考，可灵活用于治疗活动中，以进一步讨论故事情境与当前议题。

治疗式提问：

● 故事中的隐喻对象和目标之间有什么关联性呢？

● 故事中的目标可以作为生命的终极目标吗？

● 当故事中的人、事、时、地、物都不一样了，所设定的目标还会是一致的吗？

● 如何觉察自己已经分心，并且可能影响到目标的达成呢？

● 如何降低这些分心的因素对目标达成的影响呢？

● 当我们所处的环境充满着各式各样的分心因素时，我们如何集中自己的专注力呢？

● 在你的生命中，有没有什么人是能够在你遇到困难时，为你指引方向的呢？

● 什么是专注力？

● 如何让自己专心一意呢？

II - 10　奇妙之旅

此放松运动主要在于让案主理解与认识到，尽管在陌生或是全新的环境中，集中注意力在放松这件事情中的重要性。若是案主无法理解或部分理解放松运动中所使用的语言，治疗师仍鼓励案主让自己抛却语言障碍，专心一意地让自己放松心情与身体。相反地，若是案主能够完全理解治疗师所使用的两种语言，则鼓励案主依旧专注在放松心情上，而不去思考文字的意涵，让自己在情境中完全放松。

据统计，新移民人口比例上升，第一代移民（父母）与第二代移民（子女）之间，出现文化适应的冲突或是生活议题的情境更是时有所闻。为此，设计本放松运动主要在于协助新移民或是第二代移民的青少年理解学习第二外语的困难，并能更加深刻地同理父母（第一代移民）学习外语以及适应新文化环境的困难与挑战。治疗师可针对案主的文化背景做弹性调整，治疗师首先使用案主熟悉的语言。此外，再选择一种案主不懂或是较少使用的语言进行放松运动的引导。以下引导词将以中文、英文作为范例。

1. 引导词

让我们一起进行一次两种不同语言的放松运动吧！在这过程中，不用担心自己能不能听懂我所使用的语言，这个活动的目的在于，让你体验一次不同语言、文化情境的环境。在这个过程中，你可能会经历一些疑惑、空白或是感觉有趣和新鲜的感受，当这些感受出现，就接纳它们吧！

在活动中，你可能会经历一到两个你比较不熟悉的文化情境，不论如何，还是要不断地提醒自己，让自己尽量放松心情和身体。当遇到自己不熟悉的语言时，让自己尽情享受当下的新鲜情境吧！

准备好了吗？我们要开始了喔！

现在，闭上你的眼睛，把身体的重量全部交给椅子，在我们出发之前，先让自己做几个舒服的深呼吸。准备好之后，我们就要开始一趟放松之旅了。在这趟旅途中，我们会一起走进两个不同的国家，你就好好地体验这趟旅程吧！

现在，我们抵达第一个地方，有一群来自中国的孩子笑嘻嘻地朝你走过来。他们给了你温暖的微笑，希望你能更加放松、快乐。跟着他们一起完成一次放松运动吧。

吸气，深深且慢慢地吸气；接着，吐气，慢慢地将吸进的空气全部吐出来。再做一次，吸气，深深地吸气；接着，吐气，慢慢地吐气。

现在，让自己的呼吸频率恢复正常。现在，在你的心里和脑海一致，开始从1数到10。1、2、3、4、5、6、7、8、9、10。再从10倒数回1，10、9、8、7、6、5、4、3、2、1。非常好！

让我们一起再做一次：1、2、3、4、5、6、7、8、9、10。倒数回来，10、9、8、7、6、5、4、3、2、1。做得非常好！

这群孩子，对着你微笑，并且很有精神地跟你打招呼说"嗨！"接着，他们分别为你送上你爱吃的水果。你爱吃的水果是什么呢？是苹果，橘子，香蕉，凤梨，芒果，还是大西瓜，或是其他水果。你一一地向他们道谢，你对他们说："谢谢你们，真的很谢谢你们！"这时候的你感觉被温暖包围着，感觉好放松、好开心！

与这群孩子道别之后，你继续往前走。这时候迎面而来的是一群来自美国的小朋友。他们对着你微笑,轻轻地牵起你的手,给你温暖的拥抱,希望能让你更加放松、快乐,接下来,就跟着他们一起做放松运动吧!

现在的你感觉非常放松和舒服。

现在的你感觉真是棒极了!这一趟旅程,尽管有些语言你听不太懂,但是,这一路上你遇到的新朋友,他们带给你的不仅仅是温暖,你也感受到了不同国家的人们对你的友善。

做得非常好!现在我们再一起做两个舒服的深呼吸,当你准备好之后,就可以睁开眼睛回到我们的治疗室。

2. 临床运用

治疗师首先使用案主最熟悉的语言,接着再使用其他语言(可预先录制音频在治疗期间使用)。活动期间,治疗师邀请案主,不论是否能够听懂活动期间所使用的语言,都重复执行 3 次一样的放松运动。

这个活动主要目的是让案主亲身感受对于处在不熟悉语言环境的为难与困惑,进而联想到,当人脱离了原本熟悉的生活环境,进入一个全然陌生的文化情境中所可能面临一连串的不自在与尴尬感受。然而,尽管这些感受很真实地出现在我们的心里,但是,通过这个放松运动,同时也是让案主觉察到,心情放松地与人互动及体会不同的文化情境,我们依旧可以从中体会出对方所要传达的意涵,让我们自己慢慢地融入不一样的文化中。

治疗式提问:

以下为治疗活动结束后,治疗师可使用的讨论议题:

● 当你与一个不懂你惯用语言的人互动时,你如何处理当下的压力和不自在呢?

● 当你无法理解你的朋友、老师及同学对你说的话的时候,你如何处理呢?

● 假设,你的爸爸妈妈没有办法说出流利的中文或英文,但是,当你又习惯地以中文或英文跟他们对话时,你的感觉是什么呢?再更进一步的,当你的爸妈不能理解你在说什么的时候,你会怎么处理这个状况呢?

● 如果你有一个从其他国家来的朋友,你觉得他们会描述他们看到的这个环境吗?你觉得,什么样的人会愿意花时间坐下来尝试理解他们以及听他们说话呢?

II - 11　热气球之旅

本治疗方案在于协助案主在能与治疗师建立具备信任的专业关系,并且能够在治疗的环境放松心情地跟随治疗师的引导下,进行自我探索,以及与治疗师探讨对当前所面临事件的感受及想法。同时,治疗师须随时评估案主的需求与反应,调整治疗的内容以及引导词的内容。此外,若为团体治疗,治疗师则引导参与者提供适当的同伴支持,通过同伴相互学习,建立不同于以往的态度与想法面对当前处境。

治疗方案:

● 治疗师在提供并运用此治疗方案前,协助案主放松心情。

● 适用于个案工作或是团体工作。

● 若案主有恐高症倾向与反应,治疗师可适当地调整引导词内容。

● 可搭配音乐进行,以协助案主进入治疗情境。

1. 引导词

现在,让自己以最舒服的姿势坐下来,把自己身体的重量全部交给椅子。接着,轻松地做几个深呼吸。当你准备好的时候,请慢慢地闭上眼睛。

现在,跟着我的声音,感受一下自己的身体的状态。(停顿)用力地皱起眉头,越紧越好,把肩膀提高,紧握双手的拳头,收紧肚子和大腿的肌肉。接着是让10个脚趾头用力抓地。(停顿)现在,跟着我的声音,当我数到3的时候,就完全放松全身用力的肌肉。

准备好了吗? 1、2、3,放松!

非常好! 现在,你可以尝试轻轻地转动你全身的关节、肌肉,从头顶开始,到额头、脸部肌肉、肩膀、双手、肚子、双脚以及脚趾头,全部都放轻松。让这样的感觉从头顶延伸到腰部以下,大腿、膝盖、小腿、脚掌及脚趾头。让所有的压力、紧张和担心从10个脚趾头释放出去。现在的你感觉更轻松了,身体也更加放松。

非常好! 准备好了吗?(停顿)现在,我们一起走向一大片绿油油的草地,在那片草地的中间,停了一个很大、很漂亮的热气球。这颗热气球上面有你喜欢的颜色及图案。在热气球上,有一位笑容很温暖的热气球飞行师,正对你微笑、向你招手,欢迎你的到来。

我们一起走上热气球,热气球接着缓缓地飘向天空。我们越飞越高,你可以很清楚地看到地面及天空上所有的景物。阳光很温暖,风轻轻地吹过你的脸颊,好舒服。还有几只可爱的小鸟,围绕着我们的热气球。就这样,我们飞过了森林、飞进了软蓬蓬的云里。这时候,你感觉到凉凉的风吹过你的脸庞,让你觉得好舒服。你轻松地趴在热气球的篮子边,欣赏一路的翠绿的森林与雄伟的山,享受阳光、蓝天与白云。在陆地上的田野间,有人正微笑着向你招手。记得保持自己现在舒服的呼吸频率,让舒服、轻松的感觉继续保持。

这时候,热气球飞行师回过头跟你说:"时间差不多了,我们该回程了。"于是,飞行师缓缓地将热气球掉头,你又再一次欣赏沿途看到的高山、田野、溪流及和蔼的人们,慢慢地我们回到了那一大片起飞时的大草原,热气球也缓缓地着地了。

我们开心地走下热气球,并且回头向飞行师挥手道谢。我们走了一小段路,在草地上找了一个位置,轻松地坐下来。你轻轻地闭上眼睛,回想着刚才轻松的感觉与心情。

现在,跟着我的声音,让自己慢慢地做三个深呼吸:吸,吐;吸,吐;吸,吐。(停顿)把自己的思考及感觉带回到治疗室中,回到你的椅子上。

当你已经回到治疗室,请你轻轻地点个头让我知道。

非常好! 现在,听着我的声音,我会由5倒数回1,在你准备好的时候,就可以轻轻地睁开眼睛。(停顿)"5、4、3、2、1,你可以睁开眼睛了。"

2. 临床运用

治疗活动结束之后,治疗师需要与案主确认,其身心状态是否已经回到现实生活中。

此治疗方案主要协助案主在进入各项主要治疗活动之前,能达到放松的状态,降低焦虑和不安全感。因此,治疗师可视临床评估,将本放松活动加入各个治疗方案之前。

治疗式提问:

● 你不必去天空中感受天空之美,所以当你想要感受到自己内心的美丽时,你觉得你可以做什么呢?

● 你在哪里可以找到你生活中的"高山、田野、溪流及和蔼的人们"?

● 你什么时候觉得你必须掉头走,告诉我关于这种感觉或经验。

II - 12 放天灯

悲伤(Grieving),对每一个人而言,都是一个很痛的过程。由于悲伤有时候是很难表达的,因此往往要经过好几个月或是好几年才能慢慢从一段失去的关系中走出。因此,通过治疗的过程,为案主提供一个信任且安全的治疗环境来表达他对于这段关系的期待与祝福,进而能够好好地说再见。此治疗活动,可提供给所有年龄层的案主一个机会来表达他们对于这段他们已故或是分开的家人或朋友最大的期望与祝福。

首先,治疗师在纸上画出四个圆代表四颗气球,接着邀请案主分别将这四个气球画上颜色。案主可依自己的想法使用不同的颜色,每一种颜色都分别代表着当前的生活以及他们的期望与祝福。再者,鼓励案主在画好颜色的气球上写字,文字的内容可以是祝福、未完成的事务或是任何他们想要对已故者或是分开的人说的话。

1. 引导词

现在,你可以用最舒服的姿势躺下或坐下,好好地放轻松,享受一下接下来你要跟你所爱的人传达你对他(她)的祝福。我相信,你的祝福对于他(她)而言也是很重要的。

现在,请你轻轻地闭上眼睛,想象一下你刚刚看到的气球,还记得你画了什么颜色吗?是蓝色,绿色,黄色,红色,粉红色,紫色,黑色,白色,橘色,还是其他颜色。不论是什么颜色,这些气球现在将缓缓地飞上天,越飞越高,这些气球就要飞向你所爱或是所思念的那个人身边了。你喜欢看着这样颜色的气球随着风慢慢地越飞越远,你期待着这些气球能将你对于已经分开或过世的那个人的爱与想念传递出去。那个人将会知道你有多么爱他(她),多么想念他(她)。

还记得你刚刚在气球上所写下的字吗?那些都是你对那个人的祝福以及你想对他(她)说的话。想象一下,你所写的每一个字,都随着风飞向了天际,不论是什么字,都一个一个地飞向天空,越飞越高。在这个时候,你好想对那个人说"我爱你,我真的好爱你"。这句话从你的心底发出,你几乎忍不住要破口而出,大声地对天、对那个人说"我爱你,我真的好爱你"。

想想你刚刚写下的祝福,将祝福在心里念出来。(暂停)你现在可以发自内心地大声地把你对那个人的祝福,再一次大声地说出来。(暂停)这些祝福,将跟着气球,飞向你所想念的那个人身边,而那个人也正在一个很美好的地方等着你的祝福呢!(暂停)现在,他(她)已经收到你的祝福了,他(她)正在阅读你的祝福呢! 相信这美好的祝福,一定能够传递你满满的心意的。好好地享受现在这一刻的感觉吧,这一个只属于你跟他(她)的时刻。

现在,是第二个祝福了(治疗师将祝福念出来),你现在可以发自内心地大声地把你对那个人的祝福,再一次大声地说出来。(暂停)这些祝福,将跟着气球,飞向你所想念的那个人身边。一样的,对方已经收到发自你心底的第二个祝福了。现在你可以慢慢地让自己放轻松一点了。

接着,是第三个祝福了(治疗师将祝福念出来),你现在可以发自内心地大声地把你对那个人的祝福,再一次大声地说出来。(暂停)这些祝福,跟着气球越飞越高,飞向你所想念的那个人身边。现在的感觉,真是太棒了!(暂停)

现在,该是你要跟那个你所爱、所思念的人说再见的时候了! 再见! 再见! 再见! ……所有的气球也跟着你的"再见",慢慢地消失在天空的尽头。这些气球将永远伴随在你所爱的那个人身边,也就是你的祝福、你的话以及你的再见,都将永远伴随在你所爱的那个人身边,不论你们相隔有多遥远。

还记得气球上所有的颜色吗? 是蓝色,绿色,黄色,红色,粉红色,紫色,黑色,白色,橘色,还是其他任何的颜色。(暂停)还记得你在气球上所写下的每一个字吗? 这些颜色、这些字,都已经传达到你所爱的那个人心底了,现在的你,感觉好轻松、好幸福。现在的你,心里感觉轻松多了,现在你的心中充满着爱。

现在,我要开始从10倒数到1,当你准备好的时候,就可以跟着我的声音,慢慢地睁开你的眼睛,并且做几个舒服的深呼吸,让自己有一个崭新的开始。10、9、8、7、6,慢慢地睁开你的眼睛;5、4、3、2、1,你已经回到这个房间,让自己舒服地做几个深呼吸吧! 现在的你感觉舒服多了。

2. 临床应用

本活动适用任何悲伤情境。治疗师可根据案主的悲伤经验或是需求,稍做修改,以使案主更快地进入治疗情境。在气球上着色是必须在连想治疗前完成的,借此可以协助案主更加容易将颜色以及心里内在的情绪寄托在气球上。

然而,在家族治疗中,治疗师可鼓励案家共同完成着色以及写下心愿与想说的话的过程。当本次连想治疗完成之后,案主可以保留这张气球的画作,以协助案主记住在这次治疗活动中的经验与感受。也或者是,治疗师可与案主一起撕掉这张画作,象征性地做些动作,作为协助案主对于此段悲伤关系的结束。

治疗式提问:

● 悲伤的人必须找点事情或找人谈话,你是别人想要寻找的好目标吗?

● 当你伤心时,你会和谁谈谈?这个人素质是怎样的?谁有这样的资格?

● 悲伤和沮丧现在可以走远,让你感到安全和康复。可以做到吗?

II - 13 远方的怀念

练习的目的是帮助案主放松,尤其是因家人或朋友的死亡而哀伤的案主,让他们照顾自己的悲痛,并促进怀念的正面形象。这个练习还可帮助案主释放负面情绪,并将可能会导致悲伤的情况、孤独或社交隔离的情绪,放在轻松的环境中,如想象一片绿地,骑马,沿着海滩散步,或想象去一个可以带来美好回忆的地方。许多放松练习需要用到整个身体,或伸展身体的个别部位。治疗师可以改变内容,利用案主可以充分控制的身体部位(如专注于呼吸)以及让治疗师如何观测案主的身体紧张程度。

1. 引导词

找一个你可以坐得舒服地方。如果可以的话,你可以随意地躺下,正面平躺。当你准备好了,闭上你的眼睛。(暂停)请你深深地吸一口气,深深地吸气,慢慢地呼出来,呼出来时从 1 数到 3。好。让我们再做一次深呼吸,深深地吸气,呼出来时慢慢数到 5。让你的身体放松。想象你在一个户外的开放的大草坪上,放松,你或躺或坐在绿草地上。你的眼睛是闭着的,但你可以看到山坡上的草在凉爽的微风中摇曳。草地上的花朵盛开,展现出彩虹的各种颜色。你身体下面的草让你的皮肤感觉到凉爽,而你身体上面的太阳让你的脸感觉到温暖。你听到周围的树林里风声瑟瑟。树叶在落地之前飘过你的身边。你可以感觉到蝴蝶在你的脸上轻轻地扑动,你也可以闻到鲜花鲜草的香味。

接下来,想象一个你想去的地方。也许这是一个你不能轻易去的地方。你可以看到这个特殊的地方吗?

在远方,你听见风声,提醒你最好的回忆。起初风很柔和,吹动着树木、草和花。突然起风了,你感觉到凉爽的清风在你的身后飘过。(暂停)放松你的身体,让风托起你全身的重量,它轻轻带给你美好的回忆。(暂停)风是温柔的、安全的。放松并享受被风带走的感觉,它正带你去找一份安好、一份舒服。你听到鸟儿相互鸣叫,它们和你一起飞。蝴蝶也在旅途中望着你,和你一起飞。你可以听到溪水在地面上流过的声音。

风挟着你越飞越高,略过树梢,飞过草地,飞向天空。伸展你的手臂,向上触摸天空。开阔的、蔚蓝的天空是明亮而温馨的,你在天空中飘浮。(暂停)你感觉如何? 你感觉到自由自在了吗? 记住,风是温柔和安全的。借此机会,让你的所有的负面情绪跑出来,把他们交给风。因为风正带你去这个对你来说很特殊的地方,它会把所有这些情绪吹向天空,让这些烦恼渐渐地远离你。(停顿)

深吸一口气,呼气时慢慢数到3。(停顿)很好,感觉怎么样? 想想幸福和宁静的时刻。当微风带你逐渐接近这个特别的地方时,所有这些积极的情绪充满了你。(暂停)前方高处,你看到这个地方了吗? 你马上就要到了。(暂停)有没有人在那里等着你? 让我们再一次深呼吸。吸气,然后呼出来时慢慢数到3。当你更接近这个地方时,风轻轻地把你放在地面上。小鸟们依然在你身边。蝴蝶环绕着你。落叶轻轻地在风中舞动,你轻轻地站在柔软的绿草上。你也可以闻到鲜花鲜草的香味。好自然啊!

你已经安全地站在了你想要去的地方。(暂停)享受这个地方,你想在这里待多久就待多久。(暂停)当你准备好了,就慢慢地睁开眼睛。

2. 临床应用

这个练习可用于任何年龄层的案主,治疗师可以用最适合案主需求的方式修改引导词。如果案主心里有一个特定的地方或活动,治疗师可以把关于这个地方的细节融入脚本中,可以适当地延长或缩短。如果可能的话,在户外进行这个练习可以提高案主视觉化想象中的情境。根据具体的情境,治疗师也可以播放改编过的音乐。

治疗式提问:

- 当你听到"在远方"这三个字,你是在想着谁呢?
- 方才这个地方是在哪儿? 你心中美好的记忆是怎么样的?
- 你想在这个地方看到谁? 你会跟这个人说什么呢?
- 心中的怀念是可以分享的吗?

II-14 接受与施与

1. 材料

纸、铅笔、彩色铅笔、蜡笔、签字笔(马克笔)、礼物盒(可用礼物图表)。

2. 目标对象

- 有哀伤、死亡、失去以及有二次创伤的案主。

- 正在处理愤怒心情与低自尊的议题。

- 适用于个案工作或是6人(不超过10人)年龄相近或相同的儿童或青少年团体工作。

3. 治疗目标

- 协助案主以正向、成熟的态度来面对生活中的改变,以及学习自我调整的重要性。

- 协助案主通过正向的方式表达情绪。

- 强化"给予"的重要性。

- 协助案主了解他人的感受与想法。

此治疗式方案属于整合型治疗方法,结合了连想治疗与游戏治疗的概念。

4. 治疗程序

提供礼物盒,并邀请案主想想他(她)想得到什么礼物,以及这份礼物来自谁。若案主可以直接表达,则可以由"我"是自己,"你"是送礼物的人开始,由治疗师引导案主完成礼物盒上的句子。相反地,若是案主较为被动,治疗师则可先进行连想治疗的放松活动,治疗师在评估案主的状况后,即可进入主要治疗活动。

5. 引导词

现在,让自己以最舒服的姿势坐下来,把身体的重量全部交给椅子。接着,轻松地做几个深呼吸。当你准备好的时候,请慢慢地闭上眼睛。

准备好了吗?(停顿)1、2、3,放松!

治疗师经过临床判断与评估案主的身心状况后,进入主要治疗活动。

治疗阶段前的引导词:

今天,有一个机会,让你可以自在地表达你心里面最想说的话。任何的话语,只要你在意,你都可以说出来。你可以慢慢地想,仔细地想。

这是一个很舒适的房间,在这里,你可以表达所有你想说的话和情绪。不用刻意压抑,也不用担心。在这里,你所有的情绪和心情都是被了解和保护的。不过,如果在进行的过程中,你觉得很不舒服,需要暂停,随时让我知道。我们可以马上暂停。(暂停)请记得,在这个房间里,你的一切表达都是能够被理解和包容的。

现在,请你用最轻松、舒服的姿势坐着,把身体的重量全部交给椅子。非常好!现在,请跟着我的声音,调整你的呼吸:吸,吐;吸,吐;吸,吐。很好!

准备好了吗?

第一阶段:让案主在具备专业信任关系的治疗环境中,表达心中的期望、想法与感受。

现在,你有一个机会可以大声地表达你心中的愿望。(停顿)请你想想,有没有什么礼物是你最希望得到的呢?那份礼物是什么呢?而你希望这份礼物是由谁送给你的呢?

很好!现在,你期待的这个人听到了你的声音,也走到你的面前,准备要送给你这份你最想要的礼物。(暂停)你接受了这份礼物,可以再请你想一想,你收到这份礼物时的心情是什么样的呢?

很好!接着,跟着我的话,重复我说的每一个字,并完成句子。

对这位送你礼物的人说说你的感受吧。请完成下面的这个句子:当我想起你的时候,我觉得_____。

很好!接着,你有没有什么话,想要对这个送礼物的人说呢?请跟着我的话,完成句子:今天,我想跟你说_____。

最后,当你收下了这份礼物,你有没有什么东西,想要给这个送礼物的人呢?请跟着我的话,完成下面的句子:谢谢你为我准备了这份礼物,(停顿)我很喜欢,(停顿)我也想要给你_____。

第二阶段:给予案主正向的动力(Empowerment),让案主认知到自己仍有"做"与"给"的能力。

尽管,面对现在的状况,你心里很难过、很舍不得。但是,现在,你有一个机会,可以为家人或朋友准备一份礼物。首先,你想把这份礼物送给谁呢?

下面,请你跟着我的话,重复我说的每一个字,并完成句子。

我想准备一份礼物给_____。(暂停)这个礼物是_____。

想要送给你这份礼物,是因为,当我想起你的时候,我感觉_____。

很好! 现在,你有没有什么话想对这个人说的呢? 请跟着我的话,重复每一个字,并完成句子。

我想告诉你_____。

最后,你还有没有什么话想要对这个对象说的呢? 请跟着我的话,重复每一个字,并完成句子。

今天,通过这个礼物,我想跟你说_____。

补充说明

若是案主无法接受连想治疗,治疗师可以采取角色扮演的方式,以游戏治疗的技巧进行治疗活动。通过一问一答的过程,让案主练习如何与礼物给予者以及礼物接受者应对。

范例:

1. 我希望他(她)可以跟我分享他(她)的感受,例如_____。

2. 我希望他(她)可以跟我说_____。

3. 我希望他(她)可以给我_____。

借由上述问题,治疗师引导案主表达出上述感受的来源,以及应对礼物接受者反应的理由。第二个部分会再重复一次前面的活动,但是,这一次治疗师将焦点放在案主认为礼物接受者收到礼物的回应。进一步的问题引导可以包含:① 这个礼物最重要的意义是什么呢? ② 还有什么东西是你想要送给对方的吗? ③ 你还有没有什么话想对对方说的呢?

6. 临床运用

(1)评估

第一阶段

引导案主直接表达自己对送礼物的人的感受以及想对对方讲的话。案主也可以自由加入其他短句,如"我想你""我很难过"等句子。通过连想治疗的过程,使案主以具体的行动或语句,表达对礼物接受者的爱,如一个拥抱、一个玩具娃娃、一张卡片,等等。

[实务说明]

善用案主表达惯用的文字、短句等,引导案主通过书写、绘图、颜色选择或是图像/符号的表达自己的感受,并完成礼物盒上的句子(参见图 2-1)。治疗师可鼓励案主表达一些对于送礼物者的鼓励或是正向的话。例如"谢谢你""你是我心目中永远的超人老爸""我会永远记得你"等。

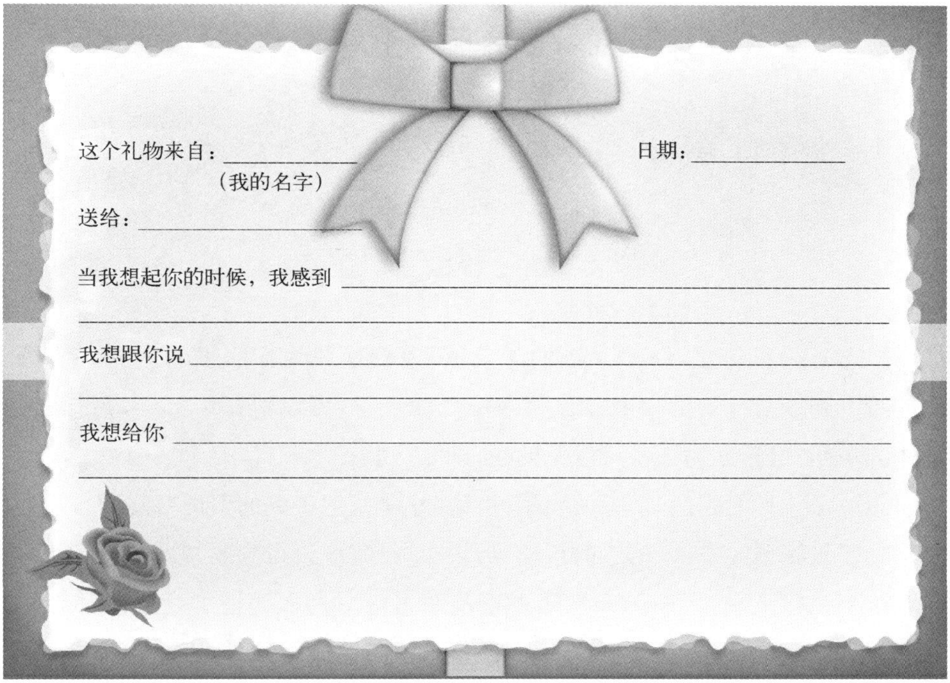

这个礼物来自:＿＿＿＿＿＿＿＿＿
　　　　　　(我的名字)

日期:＿＿＿＿＿＿＿＿＿

送给:＿＿＿＿＿＿＿＿＿

当我想起你的时候, 我感到 ＿＿＿＿＿＿＿＿＿＿＿＿＿＿＿＿
＿＿＿＿＿＿＿＿＿＿＿＿＿＿＿＿＿＿＿＿＿＿＿＿＿＿＿＿＿＿

我想跟你说 ＿＿＿＿＿＿＿＿＿＿＿＿＿＿＿＿＿＿＿＿＿＿＿
＿＿＿＿＿＿＿＿＿＿＿＿＿＿＿＿＿＿＿＿＿＿＿＿＿＿＿＿＿＿

我想给你 ＿＿＿＿＿＿＿＿＿＿＿＿＿＿＿＿＿＿＿＿＿＿＿＿＿
＿＿＿＿＿＿＿＿＿＿＿＿＿＿＿＿＿＿＿＿＿＿＿＿＿＿＿＿＿＿

图 2-1　礼物盒

在治疗活动过程中,治疗师可适当地给予案主正向支持字眼,以鼓励案主表达自己的想法与感受。例如,"你做得非常好!"

第二阶段

通过第一阶段的引导话语,鼓励案主逐步说出来。鼓励案主表达这份礼物的含义,如"勇敢地面对问题""把你的困难告诉我""这是一张专属于你的快乐通行证""当你心情烦闷的时候使用,我一直都在"。使案主在治疗情境中,自由地表达想法与感受。

[实务说明]

治疗师通过以下句子,协助案主表达期待与想法。例如,"当你送出这份礼物的时候,对方会有什么感受或是反应呢?""当对方收到这份礼物的时候,你心中有什么期望呢?""你觉得对方会喜欢这份礼物的原因是什么?"

此治疗活动引导案主通过艺术的媒介表达哀伤、生气、复杂的情绪。通过评估,引导案主思考与表达"我在想念的人是谁?""想起这个人,我的感觉是什么""我想对这个人说的话是什么""我想要的是什么""我想送给这个人的礼物是什么"或是"我想做的是什么"等。通过接受和准备的过程,协助案主将情感与想法形象化(symbolic meaning),借此厘清与探索自己的想法与情绪。

(2)治疗

本治疗活动主要分成三个概念。其概念如下:

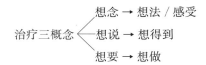

想念是一种记忆,一个幸福的印象,可以变换成为在心里的感觉或情感。例如给予和接受礼物是一个过程和一份生活经验,可以留在记忆中;而礼物是具体的东西,可转换为一份可触及的爱,即"心到"。

想说是意见的表达,情感的表示,诉说"这是我想得到的",即"口到"。

想要是深刻的要求,情感的行动,诉说"这是我应该得到的",即"全到"。

这个治疗活动,可引导案主通过事前练习应对别人的情绪变化,降低案主心中的焦虑,以协助案主能做出有效的情感双向沟通。此外,案主可以在治疗情境中,表达自己的情感与想法,使内心的失落与悲伤得到舒缓。更进一步地,通过治疗过程,让案主认知自己仍具备给予和创造互动沟通的能力。

治疗式提问:

● 你想念的是谁? 他们在哪方面值得你想念或学习?

● 你想跟他们说什么? 如果他们知道了,他们会怎样回应?

● 你想跟他们做什么? 他们会有怎样的感受?

第三章

游戏治疗

方案 III：游戏治疗

　　根据选择理论(Choice Theory)，人类需要实现自我成长和自我发展获得的成就感，以及渴望通过自我实现（Self-actualization）所带来的乐趣和享受(Glasser，1998)。小孩与成人都喜欢玩乐(Play)。但是，玩乐不仅仅只是小孩的活动，我们往往忽略了玩乐在建立成人与儿童关系的重要性。因此，成人与小孩的互动模式一般被区分为两个面向——成人的工作世界以及儿童的游戏世界。但是，事实上，工作和游戏是可以整合在每一个案主的身上，特别是在心理治疗中。

　　心理学家研究了人类需求的许多方面，并且通过不同的理论，来描述人类发展的过程。一个重要的观念，游戏治疗（Play Therapy）不仅仅只运用单一行为理论，同时，也从心理发展学的观点衍生出来（Newman 和 Newman，2003；Thompson 和 Rudolph，2004；Webb，1999）。

(一) 游戏治疗的阶段

　　Hurlock(1972)对玩游戏(play)有了清楚的定义，即从事任何活动，只专注于玩乐所带来的喜悦，却不考量玩乐后所带来的结果。然而，不同于一般的游戏，游戏治疗却是非常重视游戏所带来的结果。游戏治疗的过程，更是同等重要。通过治疗师目标性地选择或是设计游戏治疗，游戏，成了评估儿童发展的重要指标之一。儿童通过四个阶段，发展游戏的技巧。四个阶段如下：探索阶段(exploratory stage)、玩具阶段(toy stage)、游戏阶段(play stage)以及白日梦阶段(daydream stage)。然而，成人则是将游戏的概念融入日常活动中。

　　在探索阶段，大于 3 个月的儿童仅仅只操控物品以及随机性的一些动作。玩具阶段则发展于 1 岁至 7、8 岁之间。游戏阶段则于儿童进入学校的阶段开始发展。多元性的游戏阶段包括游戏(game)、运动及兴趣。朋友、亲戚、同学以及邻居，成为此阶段不可或缺的共同玩乐(play)的重要社交元素。游戏治疗的最后一个阶段融入了白日梦（daydreaming）、假想（pretending）以及创造（creative）。这些不同形式的心理作用融入游戏中，刺激着儿童的心理、认知以及道德水平发展。不论个人发展出具备创造性或是死板的性格，都是在游戏的过程中一点一滴累积的。成人通常不认为游戏(playing and games)是一种生活语言,因为从事这类型的活动会被认为是孩子气(childish)或是不成熟(immature)的表现。在治疗中,游戏可以被重新塑造为一种沟通的模式、放松的一种。通过创造性的游戏协助案主放松,也是刺激与他人沟通的方式之一。

运用发展心理学的概念思考游戏治疗,治疗师可以通过鼓励案主参与游戏和治疗式活动,借以评估案主社会发展与认知发展的本质与程度。例如,学龄前儿童在游戏时,喜欢接近主要照顾者,即与母亲玩游戏(mother games)。5～8岁的小孩则是主要从事个人游戏(individual/ solitary game)。但是,当他们对于一起游戏的伙伴达到某种程度的认识时,他们则会愿意与其他小孩一起从事团体性的游戏,例如捉迷藏与猜谜游戏。否则,他们会选择成为游戏的旁观者。8～10岁的小孩则喜欢从事组织性的游戏或是具备规则与竞争性的游戏。再年长一点的儿童、青少年(11～17岁)甚至是成人,喜欢活动参与者之间并不存在竞争性的个人性活动或是合作性活动。然而,邀请案主参加适合该案主年龄层的活动,使他们有机会在一个有挑战与不和谐的环境中表达自己,借此让案主感到舒适和放松。

(二)临床运用

游戏和活动往往让案主在一个安全、自然的环境之下,进入治疗情境。然而,在每一个治疗式活动和游戏中都有其临床的建议。这些体验式的治疗式活动协助案主找到生活更深层的意义以及对于个人生活有更深层的体会和认识。然而,并非每一种游戏治疗都适用于每一位案主。因此,谨慎地思考、持续性的临床评估与观察、成效的评估都是治疗师重要的治疗过程。

在治疗阶段初期,治疗师会认为需要多一些指令式(directly)的游戏指导与说明。例如,解释游戏的规则和参数,提供游戏所需的材料,描述玩游戏的程序,以及重新定位游戏中的主题偏离情况。临床倡导直接引导案主进入游戏治疗情境,若能将非直接引导(non-directive)或以案主为中心(client-centered)的概念使用于治疗方案中,将可以发掘出案主潜在的创造性。最理想的情况是,治疗师能够自在地应用指令性和非指令性方法,以便他们能够灵活地对案主进行治疗而不是限制治疗或是案主的创造力或是从治疗中带来的成效。

表3-1交叉统整了每项治疗方案的评估或治疗重点,其中包括四大功能:

破冰船、关系建立、功能评估及感觉表达。治疗师可已将这个图表当成一个索引,但是,这些治疗方案的功能却也不只是局限于这四大功能。更进一步地,每一个治疗方案治疗师可依照临床评估与案主的生理、心理与社会状态调整方案内容。

(三) 临床建议

运用本书的第一步即是选择一个能够达到预期的目标治疗方案。第二步,评估此方案是否适合案主。为了更精准地提升治疗方案的适用性,治疗师必须通过实际与案主的互动,审慎地评估方案的执行情况与适切性。换句话说,通过治疗方案的修改,使治疗计划更适合特定的案主或家庭需要。修改游戏治疗将有助于治疗师为案主量身定制与案主需求、情境最相近或契合的治疗工具与方法。但是,在修改治疗方案之前,治疗师需要考量以下几点。

1. 案主的心理发展阶段与能力

案主的语言能力是否与个案记录相符?

● 案主的语言沟通能力是否充足? 如果案主有需求,治疗师需依照案主的母语,安排恰当的翻译服务,已使治疗的过程与沟通顺畅。但是,此翻译人员不可以是案主的家人。

● 治疗方案的引导是否浅显易懂?

● 所选择的治疗方案,案主是否具备相对应的阅读能力? 如果需要,那么案主需要拥有怎样程度的阅读能力呢?

2. 案主所处的治疗阶段

● 在进入治疗方案之前,需要安排破冰活动吗?

● 游戏中的任何语言或项目会对治疗过程起反作用吗?

● 为达到治疗目标,治疗方案是否以封闭性的方式进行呢?

3. 案主的性别、信仰、文化与种族背景

● 治疗方案的修改,是否对案主产生冒犯之意或是让案主产生敌意呢?

● 治疗方案的修改是否表达了治疗师欣赏案主与生俱来的社会价值与意涵?

● 案主是否愿意根据他或她的文化背景协助治疗师确定在治疗过程中进行修改呢? 案主是否协助治疗师了解他(她)的文化或宗教传统呢?

在考虑上述的情况之后,治疗师则可发挥个人的创造力来修改方案内容。

1. 将同一个治疗方案,运用于不同年龄层的案主。

2. 将同一个治疗方案,运用于处理不同的治疗目标。

3. 将个案治疗计划,运用于团体治疗。

表3-1是针对本书中的创意治疗方案与四大功能项目而设计的综合评估表。四大功能包括:专注与觉察(concentration and awareness)、影像建立(visualization of success)、焦虑控制(controlling anxiety)以及认知建立(gaining insight)。此表可以作为治疗师的参考表,可依个案的状况及需求加以调整。

表 3-1　连想治疗项目

治疗方案	功　能				游戏治疗项目
	专注与觉察	影像建立	焦虑控制	认知建立	
III-1	√		√		多动症儿童的游戏
III-2	√		√	√	从简单的开始
III-3	√	√	√	√	启动感觉
III-4				√	家庭树
III-5	√		√	√	退一步
III-6			√	√	做个快乐的小天使
III-7	√	√		√	我是谁
III-8	√		√	√	身体会说话
III-9				√	身体的工作者
III-10	√		√		打破沉默
III-11	√			√	建立文化自信
III-12		√	√		跟霸凌说拜拜
III-13	√			√	惊奇大冒险
III-14	√				洗衣的乐趣
III-15	√			√	说好话
III-16	√		√	√	移民儿童的动力
III-17	√	√	√	√	问我最喜欢什么
III-18	√	√	√	√	联结的歌词

方案 III：游戏治疗

III-1 多动症儿童的游戏

所需材料

木块或是多米诺骨牌、35 张索引卡（约 7.5 cm×12.5 cm）、计时器或是秒表、每位参与者 5 个（玩扑克牌用的）筹码或硬币、造句清单（参见表 3-2、表 3-3）、小礼物数份。

适用对象

5 岁以上，被确诊为注意缺陷多动障碍症（ADHD，简称为多动症）的儿童。

游戏目的

- 教导儿童如何控制冲动。

- 协助儿童如何专注在特定事务上。

- 破冰和与儿童建立关系。

- 协助儿童表达与疾病有关的感受。

- 通过游戏发掘儿童的长处以及鼓励儿童坚持完成游戏目标。

游戏程序

游戏一

将"造句"清单逐一剪下，并将其一一贴在游戏索引卡上。通过完成造句来描述当前正在处理的行为议题。适用个案工作及团体工作中。

[个案工作]

在与儿童进行一对一会谈的过程中，任意挑选一张索引卡，邀请案主造一个句子来描述当前的状态。并且依次完成每一个句子。此游戏需进行 5～10 分钟。完成后，与案主讨论游戏过程中的感受及心得。

[团体工作]

若此游戏于团体工作间进行，则邀请团体中每一位成员，依序完成造句，每位成员至少需参与 2 次。完成后，邀请成员分享从游戏中获得的学习心得。

游戏二

要求案主留在原地一分钟,并且说明,若能完成此项任务,最多可以拿到5个筹码作为完成任务的奖赏。重复此活动,每次增加1分钟,直到增加至5分钟为止。案主可以储存获得的筹码,并于游戏完成后,换取喜欢的小礼物,或者案主亦可以选择于下一个游戏中继续累积。与小孩共同制作"筹码/硬币银行表"(参见表3-3),用以记录筹码的累积状况。

游戏三

要求儿童用木块搭出一个高塔,或是将多米诺骨牌整齐放置并且依序地排列。如同游戏二的进行方式,若案主能持续地进行任务,每完成1分钟,则可获得筹码作为奖赏。再者,所获得的筹码可以继续累加于"筹码/硬币银行表"中。案主若能持续地进行任务,每完成一次,则可"赚取"筹码一枚。获得的筹码,可在活动后,换取小礼物或是继续累积。重复游戏方式,每次增加1分钟为限。对于5岁儿童,时间增加上限为5分钟;对于10岁儿童,时间增加上限则为10分钟。

评估与治疗

评估

索引卡提供孩子一个可以自由连想,允许孩子辨认自我感受以及关于他们疾病或冲动控制的议题。这三个游戏可让治疗师用来评估案主无法专心或是多动的强度与状况。

治疗

本项组合式的游戏允许治疗师描述关于过动症的症状,包括冲动控制和注意力不集中。通过参与这些游戏,案主得以练习专注的技巧和自我控制。同时,案主也被允许通过"造句"活动,表述自己对于自身行为表现的感受与想法。通过与孩子玩游戏的过程,治疗师能够清楚地观察到孩子专注能力状况,特别在筹码/硬币累积的过程中,鼓励孩子有耐心地等待奖赏以及奖励点数累积的过程。这个增强系统主要是着重帮助孩子养成适当行为的正向态度与经验。

治疗式提问:

● 你最喜欢游戏的哪方面?

● 你在哪一个游戏中最专注?怎样可以让你专注呢?

延伸运用

游戏内容,治疗师可视案主状况而调整内容,亦适用于有冲动控制问题的儿童。此类儿童并非被确诊为多动症(ADHD),但是,是有自我行为控制(Self-Regulation)困难或障碍的案主。

调整范例,如治疗师可以跳过游戏一和游戏二,直接进入游戏三,让案主通过游戏,展现出冲动及专注力状况(见表3-2、表3-3)。

表3-2 造句展列

我不喜欢…… 我最喜欢的事情是…… 大人们认为…… 我觉得自己是…… 当……的时候,我会受到处罚。 当……的时候,我会遇到麻烦。 当我在做作业的时候,我…… 我最好的朋友告诉我…… 我觉得最快乐的时候是…… 当……的时候,我会感觉很害怕。 当……的时候,我会感觉很生气。 我真的很在意……	当……的时候,我真的很不喜欢。 当……的时候,我真的感觉很享受。 当……的时候,我真的很不能忍受。 当……的时候,别的小孩会取笑我。 我希望人们可以…… 当……的时候,我觉得好难过。 当我做白日梦的时候…… 当……的时候,我觉得好开心。 我的老师告诉我…… 当……的时候,我可以很专心。 当……的时候,我觉得好奇怪。 我的爸爸妈妈……

表3-3 筹码/硬币银行

姓名:

储蓄表

游 戏 一

日 期	完成任务次数(可以"正"字号记录)	总 额
10/8/2014	正正	10

游 戏 二

日 期	第一回	第二回	第三回	第四回	第五回	总 额
10/8/2014	√	×	√	×	×	2

日　期	第一回	第二回	第三回	第四回	第五回	总　额
			游戏三(以 5 岁儿童为例)			
10/8/2014	×	√	×	×	√	2

纪录说明：　　　　　　　　　　　　　　　　全数总额：

	礼物兑换表		
日　期	兑换礼物名称	使用点数	余　额

III‐2　从简单的开始

所需材料

一人一张白纸或是使用"我的三角形"(参见图 3-1)、签字笔、彩色笔数支、蜡笔数支、胶带(或是胶水)。

适用对象

● 患有专注力障碍(Concentration Problems)或是被确诊为焦虑症(Anxiety Disorder)的案主。

● 个案工作、团体工作中各种族及文化背景的案主。

游戏目的

● 作为团体工作的破冰活动。

● 协助案主在会谈前的情绪稳定工作。

● 协助案主集中注意力。

● 处理案主负向感受。

游戏程序

本游戏提供两个方法,供治疗师选择性地使用。

方法一

邀请案主使用彩色笔(建议使用黑色),在白纸的正中央画一个黑色大三角形,或是使用图 3-1"我的三角形"。

方法二

准备或是剪下涂有不同颜色的三角形,如黑色、红色、绿色、蓝色、橘色和紫色。每种颜色代表案主所处的情境、环境、问题或是解决方案。将这些彩色圆点交给案主,并在每个圆点背后贴上双面胶,将这些彩色三角形贴在一张白纸上,若欲使用附件作为材料,则邀请案主在不同的点上涂上不同的颜色。

将注意力放在三角形上,使用签字笔或是彩色笔画一条延伸线,并包围三角形,重复此动作直到整张纸都画满为止。下一步,邀请案主使用蜡笔将纸上所有线条所围绕的空间涂上不同的颜色,直到整张纸都画满为止。

评估与治疗

评估

这是一个简单用以理解案主专注力的评估方法,鼓励案主在放松的状态下思考、表述当前所面临的问题或是议题。通过案主所画出延伸线条,引导出案主表达对于当前状态的感受,如焦虑、苦恼、生气或是缺乏动机处理的事件。通过颜色的选择,也可以反映出案主当前的内在感受。

治疗

案主通过此简单、快速的活动,自由地将任何事件与线条做联结。这些线条可以是有系统性或是非系统性的、长的或是短的、粗的或是细的、连续的或是不连续的、可以是单一颜色或是多种颜色。这些象征性意义(Symbolic Meaning)皆可视为能反映案主在生活中所担心的议题和等待处理的事件。

治疗式提问:

● 当你第一眼看到纸上的黑点时,这让你想到什么呢?

● 当你画完第一条线时,又让你想到什么呢?

● 哪一条线可以代表你现在的感受呢? 对于过去事件的感受是否已经处理好了呢? 或是还有尚未处理完的部分呢?

● 如果要请你在这张纸上多画一条线,你会想要画在哪一个位置呢? 那么现在你可以画了,你觉得这条线会跟其他的现有什么不一样的吗?

● 在接下来的几秒钟之内,很快地想一个字来形容这幅图画,那会是什么字呢? 再多想一个字来形容这幅画,而这个字必须与第一个字有关联,那么,这会是哪一个字呢? 用前面这两个字为这幅画命一个名字吧,你想要为这幅画取什么名字呢?

● 不同的颜色对不同的人有不一样的意义,那么这些颜色对你又有什么意义呢? 我们就从橘色(红色、蓝色、绿色、紫色、黑色,等等)说起吧。

● 在这幅画中,这些空白没有上色的区块有没有什么特别的意义吗?

● (如果当案主只使用一种或是两种颜色的时候): 当你选择这一种颜色的时候,你的感觉是什么呢? 这个颜色对于你当前面对的问题有什么关联吗? 或是这代表着你有怎么样的解决方法吗?

[补充说明]

鼓励案主,当看到黑点的时候想到什么,都将专注力放在黑色三角形上,以及所画的线条上。持续地画线和上色,直到这张纸画满为止。

图 3-1 我的三角形

治疗师邀请案主用彩色笔将中间的三角形延伸成线,再以蜡笔将空白处上色。当讨论到线、颜色和感受的意义时,治疗师可邀请案主继续用蜡笔将空白处上色(因为或许纸上仍有空白处)。例如,案主加入了单一黄色在补分空白的区块,并可开始讨论这些区块所代表的意义以及这些区块与整幅画的关联性。在画空白的区块时,治疗师可开始探讨,此区块对案主的意义,可在会谈期间进行讨论。我们将这幅画命名为"看见自己"(见图 3-1)。

III-3 启动感觉

所需材料

准备 3～4 张西卡纸、硬纸板或是白色图画纸;剪刀、胶带、角色扮演脚本、彩色笔以及其他绘图工具;三个骰子: 一个用来掷数字的"数字骰子"、一个用来掷情境的"情境骰子"以及一个用来掷动作的"动作骰子";不同的游戏素材(如车子、娃娃图像以及形状)。

适用对象

● 6～15 岁的儿童和青少年,在家庭生活中有情绪问题者。

● 适用于团体工作中;将依照参与成员的年龄,将年龄层相近者分配在同一个团体中,如 6～9 岁、10～12 岁以及 13～15 岁。

游戏目的

- 探索案主在家庭情境中的情绪反应。
- 协助儿童和青少年跟有类似经验的人分享自己的经验。
- 促进团体内成员的互动和信任。
- 鼓励案主发挥创造性和独特性。
- 建立正向的自我形象(Self-Image)。

游戏程序

设计游戏板

利用稍早准备好的厚纸板和纸,沿着边剪下并且折出骰子的形状(请依据指引),共需 3 个。治疗师将参与者分到各个小组,小组成员共同设计出一个小组的游戏板。这个游戏板是具有延伸性的,治疗师可视案主的状况增添内容,或是将每个指令的小块状黏成一个连续性的游戏板。治疗师需确认游戏板上的指令是包含所有与讨论议题相关的,如情境角色扮演、说一个关于自己的故事、说说关于我的父母、写一封信、设定一个关于未来的目标、介绍我的家庭、我如何帮助别人。在游戏板上的空白处,用彩色笔着色或是标注上"感受"或是"情境"等字眼。

游戏开始

每位参与者选择一个游戏板上的区块作为开始。治疗师需说明游戏规则:于游戏过程中,参与者可在游戏板的范围内,向前或是向后移动,但是,不可跳过任何一个区块的指令。参与者将轮流掷"数字骰子",并依照掷到的数字移动相应的步数。当走到相应的位置后,参与者需读出上面的指令,接着掷"动作骰子"来决定要如何表达。如果走到指令"情境",则参与者先掷"情境骰子",再掷"动作骰子"。例如参与者走到的指令是"开心",掷到的"动作骰子"指令是"唱歌",则参与者用开心的声调唱一首歌。

治疗师需保留一些时间来进行此活动。

评估与治疗

评估

这个游戏的意义在于让参与者知道他们不是孤单的,在这里还有其他小孩或同伴也正跟他们一样有着类似的经验和感受。这个活动允许治疗师扮演穿针引线的角色,鼓励参与者表达他们面对自身问题以及家庭价值对其影响的正向、负向的感受和态度。

治疗

儿童和青少年不仅可以通过这个活动有效地练习与同伴、父母甚至是主要照顾者之间的感受沟通。这个活动同时也协助案主如何建立同理心技巧以及如何与他人建立关系。

治疗式提问：

● 假设你正在跟朋友讨论你的家,你会想怎么介绍呢？你会怎么描述你的家庭呢？

● 跟你的爸爸或妈妈说说,你对于家里现状的想法与感受。

● 假设你是你的爸爸或妈妈;你会如何表达,身为父母,你对孩子感受的担忧和关心呢？

● 尝试扮演一下,你如何向兄弟姊妹表示"我了解你的感受"。

● 当你看到一个小男孩,因为自己的父母离婚而被其他小孩嘲笑的时候,你会对这个孩子说些什么呢？

附件

如何制作骰子：

● 沿着纸卡上的虚线将六个面对折。

● 利用胶带,将每一个面与对象的边相粘。

III - 4　家庭树

所需材料

海报纸、树叶图、情绪树枝(治疗师预先写好的各种情绪)、大地色的硬纸板、剪刀、色铅笔或彩色笔、透明胶带、用来剪贴各国国旗的指引卡。

目标对象

移民孩童、5～9 岁;移民居留中心、具有双重或多重文化背景及语言的儿童、有家庭成员目前正面临移民身份议题或是被驱逐出境议题的儿童。

游戏目的

针对有家庭成员(特别是父母)被拘留或是被遣返出境的儿童,鼓励案主表达其对此议题的感受。通过此游戏治疗,使工作者理解儿童对于未来居住家庭的期待,有助于进一步的安排与治疗计划。

游戏程序

治疗师协助案主绘制家庭树,邀请案主从预先做好的情绪树枝中挑选1~8个,贴在家庭树上。事先准备已经写有情绪名词的树枝备用,一部分的树枝保留空白。

下一步,邀请案主将对每位家庭成员的感受写在树叶上,并将其成员名字一同标注在树叶上。再者,邀请案主描述对于树叶上的家庭成员的想法与感受,并将关系较为紧密的家庭成员叶片粘贴在一起。

运用原国籍图片与目前居住国的国旗图片,粘贴在特定的家庭成员所代表的树叶旁边。若是此家庭成员即将或是已经被遣送回国,则邀请案主在家庭树上选一个特别的位置给这些成员,并写下想对这位成员说的话。

评估与治疗

评估

治疗师通过此游戏,了解案主对于取代父母角色之主要照顾者的感受,来评估案主的当前的适应状况;同时,可作为未来安排居住家庭评估的依据。此游戏鼓励案主发挥创造力与想象力,以说故事的方式表达对于强制遣返议题的感受和困难之处;再者,针对案主对当前主要照顾者的感受及情绪表露,引导案主思考如何营造安全的生活环境。治疗师须详细地评估案主在父母亲被强制遣返回国后,所表达的各种困境及后续的适应状况。

治疗

借游戏过程,鼓励案主以说故事的方式,叙述他们与各个家庭成员的关系以及对这些家庭成员的想法。通过情绪树的建立,协助案主选择出可能成为未来主要照顾者角色的家庭,同时亦可从家庭树中,辨识出案主当前的家庭支持系统。后续,可持续与案主进一步讨论,面对原国籍及移民国籍之间的适应议题。

治疗式提问:

● 你对这个家庭成员(如叔叔、阿姨等)的想法是什么?

● 你想跟谁分享你的家庭树呢?

● 你对于爸爸或是妈妈跟你住在不同国家的想法和感受是什么呢?

● 让我们一起看看你的家庭树,你有没有在这棵树上有什么新发现呢?

准备两份情绪树枝给每位儿童,让案主可以充分选择。可用的情绪词汇,

如害怕的、挫折的、担心的、安心的、惊讶的、生气的、失眠的、充满各种情绪的，
等等。

III - 5　退一步

所需材料

制作 10 cm×10 cm 有编号的宾果卡片，卡片指令须包含可用来控制生气情
绪的动作、文字以及情境，并在卡片上面编上号码，数字编号 1～30。卡片上的
情境须包含会诱发生气的状态。宾果书签（Bingo card marker）、鼓励成员参与
的奖励代币、给予胜利者的礼物以及给予成员的参加奖励。

目标对象

锁定 10 岁以上，正在处理情绪管理议题的儿童或青少年。

游戏目的

● 建立信任关系。

● 鼓励案主参与。

● 协助案主学习新的处理生气情绪的技巧，如通过活动参与转移生气
情绪；

● 为案主的愤怒和挫折，提供一个发泄的渠道。

游戏程序

传递宾果卡和宾果书签给每一位参与的成员，并且对成员说明宾果的游戏
规则（必须使对角线、水平线或者垂直线的任一方向满足游戏规则）。

在游戏开始之前，与参与成员一起检视、演练宾果卡片上的指令和情境，确
保成员能够理解情境内容。使成员能够通过适当的方法呈现动作，并且也让成
员在舒服的状态下饰演文字指令的动作。

游戏开始时，先将宾果卡上的数字及内容向参与成员阅读一遍。每张卡片
上的数字不同，不一定需要每个数字搭配的动作一样。因此，每位成员尽管拥
有同样数字的卡片，但是，卡片上的指令可能重复也可能不一样。例如，数字
21 的宾果卡片，指令是"有人喊你的名字"，则参与者要用宾果书签放在数字
21 的方格位置上，并且，在此方格内做出"有人喊你的名字"的反应和动作。

当成员完成指令动作，治疗师则发予一个奖励代币。当完成至少两轮游戏
后，则从每轮游戏中选出 1～2 位胜利者，并给予奖励。更进一步地，要求每位

参与者将自己获得的奖励代币加总,获得最多者,将获得奖赏。若是成员无法完成数字卡上的指令动作,依然可以在自己的数字卡上做上标注记号,但是,若是因此而达成宾果,则此成员所获得的奖励需与其他成员共享。

游戏完成之后,提出两三个开放式的问题以及反思问题与成员共同讨论作为结束。例如可以请你分享自己在游戏过程中,针对特定情境的情绪与感受吗?当你看到其他成员在同一个情景指令下,有不同的动作和反应,你的感受和想法是什么?下一次,当你觉得生气的时候,你想用哪些在这次活动学到的表达方式,来处理自己的愤怒呢?

评估与治疗

评估

这个游戏适用于团体工作中。主要针对被拘留的青少年或是孩童。生气情绪管理(Anger management)往往是造成青少年被拘留的原因之一。这些感受是很强烈、放大和失控的,特别是当青少年被强制拘留在拘留所期间。这个游戏可以作为破冰活动,因为这个活动不仅仅是引导参与者学习如何管控自己的情绪,同时提供参与者一个情绪抒发的渠道。参与者允许在治疗过程所塑造出舒服且放松的情境下,学习转换、处理生气情绪的技巧与经验。参与者对于游戏过程的情境反应,亦提供参与者当面对类似情境时,可用那些不一样的应对方式处理自己的生气或是负向情绪。此外,再准备几张空白的卡片,让参与者自由地写上自己的生气管理技巧,或是事先想好的应对方法。参与者可以选择自己要投入活动的深浅,案主通常会期待能够通过参与这个治疗计划,而从中获得不同程度的支持。

治疗

此治疗活动,提供立即且容易的情绪管理技巧训练,使参与者能活用于各种生活情境及人际互动过程。这些技巧特别适用于进入居留所初期的青少年,他们易产生压力、情绪反应及潜在的矛盾想法。

活动结束后的反思讨论,鼓励参与者分享活动过程中的感受(verbalize feelings),同时允许参与者比较活动前后的差异。这些活动,可以协助青少年澄清特定的诱发负向情绪的因子,觉察造成负面情绪的事件,并能将习得的调控情绪技巧运用于日常生活等情境。这些觉察亦可带出个人以及团体,在未来的治疗阶段里,更深入以及进一步的讨论。

治疗式提问：

● 什么样的事件或是人，会使你想生气？

● 你觉得于治疗期间习得的这些情绪管控技巧，你是否会愿意尝试用在日常生活中，特别是当你觉得想生气的时候？

● 以第三者的角色，你如何看待你自己，当你生气的时候？

● 活动过程中，有没有什么情境指令让你想起过去的生活事件？说说这些生活事件，并且想想未来你将如何处理这些事件。

● 在拘留期间，如果你必须选择一个生气管理技巧来学习控制以及转换自己的情绪，你会选择哪一个呢？

III‐6 做个快乐的小天使

所需材料

一张白色的图画纸，剪下"会说话的泡泡"（内文以"泡泡"简称）、一张海报纸、彩色笔或是铅笔、音乐播放器（CD 播放器、iPod 以及小型广播音响）以及胶水。

目标对象

● 疾病末期的儿童。

● 任何种族以及文化背景的小孩。

游戏目的

● 协助案主分享他们在医院的经验。

● 协助案主表达对于到院探视者的期待。

● 提供主题与到医院探视者分享。

● 给予案主表达自信以及独立的机会。

游戏程序

活动开始之前，治疗师邀请案主参与破冰活动，破冰活动的问题如下。

● 今天感觉如何？

● 可以请你说出两个对你最重要的人吗？

● 你会做些什么事或是说些什么话来逗探视者笑呢？

● 当你面对前来探视的人表现得难过的时候，你有什么感觉？

● 你最想听到探视者对你说些什么？

活动开始时,首先给案主画出浮现在眼前(来医院探视的人)的画面(若案主要求,可以播放音乐)。从最常到医院探视或是最重要的人开始。鼓励案主以愉快的心情绘画,以微笑鼓励探视者,维持正向思考的重要性。完成之后,与案主讨论图中特定一位探视者。

下一步,邀请案主使用"泡泡"来表达他(她)期待到医院探视的人说的话或是做的事情。让案主将这些期待写在"泡泡"上,并且将"泡泡"粘在先前画好的人像上。有的孩子会不确定自己想跟探视者说的话,面对这样的情形,可鼓励案主回忆之前到院探视者曾带来感觉舒服、开心或是有希望的话或是做过的事情。当案主完成这幅画,则治疗师可开始与案主进行讨论所完成的画,通过开放式的问题,如"你怎么看待,当你对探视者(如父母)说一些话,而能使他们表现得放松一点呢?"

评估与治疗

评估

评估案主在治疗过程中,他们对于身体不适的调整状况。当案主对于整个环境感觉舒服自在时,这个过程,允许治疗师与案主建立关系。这个治疗式的活动主要用来了解案主对于探望者的期待。这些信息则可提供治疗师了解他人行为对于案主情绪的影响。治疗师可再依据所收集到的信息,重新整理成关键字,使案主可以用于与探视者的互动过程使用,进而使环境的气氛缓和和轻松。特别当治疗师觉察到案主在与探视者互动过程中,无法直接表达感受时,可借由此活动可以作为改善案主与探视者的互动关系。

治疗

儿童在疾病末期阶段,期望案主能够清楚地表达他们对于周遭人带给他们的感受,是一件非常困难的事情,尽管对象是与案主关系很亲近的人。因此,通过这个治疗式的活动,使案主在比较舒服的情境下,通过绘画表达自己的想法与期待。这个过程,亦提供探视者思考:到医院探视时,如何以正向且让彼此感觉自在、舒服的方式互动。这个治疗式的活动协助案主在心情上能有所准备面对探视者。通过绘画和制作"泡泡"对话的正向经验,使案主在实际与探视者接触的过程中更加自在。

治疗式提问:

● 请你说说,当你以正向的方式与管道面对自己与探视者时,你的感受如何？

● 如果有人对你说"面对疾病末期，并非表示你就不能正向思考"，你对这句话有什么想法？（接着，可邀请案主完成下面的句子：面对疾病现状，我觉得……）当你觉得感觉自在的时候，请微笑。你觉得当探视者看到你的微笑的时候，他们的感觉会是怎样的？

● 当你希望父母下一次来探望你的时候感觉自在一点，你会对他们说些什么？

● 当下次他们再来探望你的时候，你觉得父母对你说些什么会让你觉得舒服和自在一点呢？

III-7　我是谁

所需材料

每人一张白纸、彩色笔。

游戏目的

针对正在经历生活中两个以上不同文化之间的价值、信念与习俗差异的青少年或是成年人。适用于个案工作或是团体工作，参与对象不限种族。

● 促进案主辨别不同文化之间的差异；

● 鼓励案主分享对于生活中经验不同文化的感受；

● 鼓励案主讨论，当他们面对自己双重文化或是多重文化差异时的困难；

● 鼓励案主讨论，如何应对当前因双重或是多重文化所带来的困难与挑战。

游戏程序

给每位案主一张白纸。案主将拿到的白纸平分成三等份并将纸展开，并请案主在 Landscape orientation 之后交回。

邀请案主选择两个目前正在探索和适应的文化，并将这两个文化的名称写在白纸的第一区块和第三区块上。下一步，邀请案主想象，当想到这两种文化时，正向与负向的想法、感受，并写在白纸上；再者，邀请案主想象，当想到这两种文化时的印象是什么，并将其绘制于相对应的区块上。邀请案主在各栏中绘制自画像，此图像是关于当自己融入其中一种文化时，该文化价值与期待对于自己的影响而所展现出来的自己的样子。

当案主完成时,开放案主分享选择该文化的原因以及图像中所想要表达的想法与感受。通过绘图与开放讨论的过程,将引导案主重新省思与思考两种不同的文化对自身的影响,以及面对现况,未来可能的因应之道。

最后,请案主在中间区块上方,写下自己的名字,并画出当自己结合两种文化优点的正向影响以及当自己保留或是采纳两种文化时,自己所呈现的样貌。案主可以自由发挥,想象当自己结合此两种文化时,所呈现的外观、穿着以及欲呈现给人的样子。在案主绘图的同时,允许案主以条列式的方式写下,自己融合此两种文化的正向影响,同时排除对自己的负向影响。

评估与治疗

评估

通过案主所写、所画以及所呈现的信息,治疗师可以评估此案主受双重文化影响,所反映出的自我认同度、情绪表现、人际关系、教育与生涯目标、信仰以及其他生活层面的状态。同时,治疗师可以觉察或是指出,此案主面对当前多重文化刺激,所反映出的问题以及困难之处。

治疗

案主可以用不同颜色进一步表展现自己对于所写和所画的感受。案主可以自行定义不同颜色所代表的意涵。当完成所有前述动作之后,案主再将纸和沿着先前的折线折回,并用胶带、胶水或是订书机将边缘固定,使纸张可以竖立起来。案主可以自信地看到自己受到此多元文化后所呈现的成功且引以为傲的自己。

对于身处两种或两种以上文化生活环境的小孩或是青少年而言,他们往往会面临与父母之间的文化矛盾与冲击。治疗师可以带入接下来的活动,使案主有机会表达自己的想法与感受。

将白纸分成三个部分,在中间的区块,画上爸爸或妈妈。接着,在左边的区块列出来自父母以及父母原生文化的正向影响。反之,在右边区块条列出来自父母以及父母原生文化的负向影响。再者,沿着三个区块的折痕对折,并用胶带将衔接处粘贴,使白纸可以立起来。利用这张白纸,案主可开始叙述他们对于父母以及父母原生文化的想法与感受。这将有助于案主重新审视父母,以及父母原生文化对案主本身对于自我价值以及自我认定的影响。这个活动亦可以协助年龄小的案主思考如何与父母表达自己的想法。

治疗式提问：

● 你喜欢这个文化的哪些部分,以及不喜欢哪些部分呢?

● 以你个人的经验,有哪些困难是身为一个双元或多元文化人所经历的呢?

● 有哪一部分是这些文化都具备,并且也是你喜欢的呢?

● 在这些文化中,有哪些部分是你想要保留、内化在你的生活中的呢? 有哪些是你想要移除的呢?

● 当你内化或是移除了这些文化中的部分,你觉得这些改变将会塑造出一个什么样子的你?

III‐8　身体会说话

所需材料

30～60 秒的电影片段,其电影内容需符合以下要求。(播放电影的电脑)

目标对象

● 年龄介于 11～19 岁的青少年;

● 可用于团体治疗或是家庭治疗(建议团体人数大于 12 人)。

游戏目的

协助提升参与者对于"非语言"肢体语言的觉察。

强调肢体语言可视为有效的沟通媒介之一。

展现不同的团体成员对于肢体语言解释的差异性。

游戏程序

选择电影的标准:

● 非卡通影片。

● 参与者不熟悉的电影。

● 展现演员之间所欲传达的情绪对话。

● 捕捉不同角度的表情,以搜集最多的身体语言。

● 符合团体成员背景(如弱势青少年团体,电影则需要至少有一位青少年的角色在内)。

● 需要考量文化背景。

播放电影之前,需针对肢体语言的与沟通的关联性简要说明。 例如,James Borg (2011)的研究指出,在人类的沟通过程中,93％是通过肢体语言,只有 7％

是通过文字。

以静音的方式播放电影,邀请参与者将注意力集中在电影中情绪转换的过程(如开心、难过、生气等的情绪意象与转移)。当电影播放结束,邀请团体成员分享所观察到的部分,并且具体指出实例。例如某位成员指出电影中有某个角色感觉好像很生气,接着治疗师可紧接着问,"是怎么样的信息让你觉得这个角色正在生气呢?"假设,每位成员对于这个角色情绪的定义众说纷纭,则治疗师需要再重新播放一次电影片段或是重新饰演一次电影中的角色,让成员可以再次观察,也可以重新考量他人观点的表述。

下一步,可将团体成员每2~3人为单位再细分为不同小组。邀请各小组编制一段对话,用来诠释电影所要传达的意涵。从这个过程也可以理解各小组对于电影真正意思的理解以及对于电影角色互动之内在意涵的觉察。经过10~15分钟,邀请每一个小组以自己编制的对话重新将电影再演一次。假设团体治疗尚有足够时间以及经治疗师评估有需求,可再进行更进一步的讨论。邀请成员讨论如何通过合宜的肢体语言,能够准确地传达自己欲表达的意思,并且能让对方理解。

当每一个小组被指派演练情绪对话时,治疗师则开放声音,播放电影,以检测哪一组的演练最接近电影真实对话。身为团体工作引导者,可决定哪一组的演练最接近真实对话。治疗师邀请获胜的小组分享演练经验,及分享该组成员通过观察到电影中的那些动作提示,使他们推断出剧情演员欲表达的意思。假设,若没有任何一组成员能够清楚地诠释电影角色所要表达的意思,则治疗师邀请所有成员分享电影中的角色可以如何改变肢体语言的表达或增加那些肢体表达,以使演员所要传达的意思能更精准到位。

活动结束之前,治疗师与成员共同讨论"肢体语言活动单",包含他们通过活动已经学习到的肢体信息,以及目前仍难以觉察与理解的肢体信息。治疗师可通过问题引导讨论。例如,"通常你最常使用怎么样的手势或是肢体动作与家人沟通"或是"当你做＿＿＿＿(做一个在活动过程中所观察到成员曾出现过的肢体动作)动作的时候,代表什么意思?"

评估与治疗

评估

这项团体工作主要作用在于促进成员之间能够以最自然的方式建立以及

熟悉与团体成员之间有效的沟通。活动过程允许成员即时反应与其他成员互动过程中,对于肢体语言信息解读的状况。治疗师亦从过程中获得更多关于成员在社会层面以及文化层面的沟通状况。

治疗

这项活动增加成员对于肢体语言的觉察,也让成员能够以批判性的思考模式,表达对于各种沟通所给予各成员的感受。此治疗式活动亦提供观察所传达的意义。通过讨论,参与者开始觉察出对于同一个肢体语言,但却有不一样的解读,同时当成员能够接受他人的观点时,成员将获得团队的赞美,以增加成员对于肢体语言学习的正向经验。与其他活动相互搭配,此活动亦可视为给予活动成员一个关于"有效沟通"的基本概念,并且强化成员的沟通技巧。通过谨慎地选择电影,此项活动亦可转化为特定的治疗活动,如离婚个案、霸凌受害者以及有亲子沟通障碍的个案。

治疗式提问:

● 在这个活动中,你有什么深刻的片段? 有什么令你觉得深刻?

● 如果从这个活动中只可以带走一个信息,那会是什么?

● 与家人或朋友的相处中,你试过因肢体语言而产生误会吗? 最后你们如何解决的?

III-9 身体的工作者

所需材料

在一张纸上面贴上"我(案主照片或是邀请案主自己绘制一张自画像)"的图片、情绪小卡片、治疗式问题小卡片、美术素材(如蜡笔、彩色笔、铅笔、彩色铅笔、水彩颜料,等等)。选择性素材:贴纸(各种情绪、医疗状况)以及各式辅具卡片(例如轮椅、学步器、拐杖)或是其他相关的症状描述词(如特定部位的疼痛(pain)、持续性疼痛(ache)或心灵受创(hurt))。

目标对象

4 岁以上并且有肢体功能缺损的儿童。

游戏目的

● 协助儿童辨识以及理解其自身的肢体障碍。

● 评估儿童对于自身肢体障碍的看法以及情绪反应。

● 协助儿童表达对于肢体障碍之感受。

游戏程序

让案主在纸上画一个自画像，并且引导案主，当画这幅自画像的时候，可同时想象当面对自身肢体障碍，脑中所呈现出的自我意象。案主可使用任何颜色以及可以用写的或是画的方式呈现。案主更可在纸的空白处加上整体环境、家庭或是朋友等因素，对于案主身体障碍的解读与定义。

当案主完成对于自身身体障碍的自我意象呈现与定义之后，治疗师则发放情绪小卡片（正面朝上）。当案主看完所有的情绪小卡片，并且选择一张最符合自身情绪的一张。治疗师协助案主表达、说明他们所选择的情绪小卡片。

询问案主如何使图画中的自己能够展现如所选择的情绪小卡上的情绪，例如图画中这个人有像情绪小卡片上快乐的表情吗或是如何使图画中的人快乐呢？

此外，可再更进一步询问案主的感受（不论是对于他人的观感或是自身的观感）。

如果案主有在图画中加入其他的人物或是物件，邀请案主说明这些人物或是物件对于案主的重要性以及影响。

通过使用治疗式问题小卡片，询问案主一个问题。允许案主将答案以文字表达或是以绘图的方式加在"我"的图画中。

评估与治疗

评估

本项活动可视为一项评估工具，用来评估案主对于自身身体障碍医疗层面的理解，以及案主对于自身身体障碍的认知、感受以及情绪反应。往往案主因为年龄小，而无法理解"障碍"（disability）的意义，因此建议与案主在互动过程中，避免以"障碍"这个词来与个案会谈。取而代之的是，建议以案主自己惯用来说明自身身体障碍的词来与案主沟通。可通过案主对于问题的解答得知案主惯用的词，例如可询问案主"当你在使用轮椅的时候你有什么感觉呢？"

本项活动可协助治疗师评估在案主生活环境中对于肢体障碍的各项影响因素。例如，案主是否在生活中遭受家人、朋友或是同学的取笑呢？或是案主是否有被排斥在生活圈之外的感受呢？案主是否因为自身身体上的活动限制而感觉自己无法自在地融入生活中的各项活动呢？

治疗

通过这个治疗式活动,允许案主能够表达任何关于他们对于身体障碍的感受与想法。案主可能因为年龄太小而无法清楚、具体地通过语言表达他们对于身体障碍的感受与想法。但是,通过艺术与颜色的表达,可以提供治疗师一个走入案主世界的机会,并且对于此案主面对身体残缺这项议题的感受与想法有更深入的了解。通过评估,可以得知案主与照顾者对于环境适应、减压方法、针对其他家庭成员对于案主身体障碍的教育题材与材料,以及对于职能治疗与物理治疗的转介资源的认识。治疗可同时包含建立案主自信心的活动,以及提升案主的自我价值(self-worth)与自我认同(self-esteem)。同样的治疗方法,可同时用于案主的手足、同伴与朋友。

治疗式提问:

● 如果现在你可以选择从事一项活动(在不考虑身体活动限制的状况下),你最想做的是什么活动呢?

● 如果你可以去任何想去的地方,你最想去哪里?

● 在生活中,谁帮你最多?

● 当面对自己身体活动功能的障碍时,你有什么想法与感受?

● 当你有需要帮忙的时候,在第一时间你会想到谁?

● 什么事情会让你觉得沮丧呢?当你感觉不开心或是沮丧的时候,你都会做些什么事情呢?

● 当你做什么事情或是什么人的激励会使你的心情由沮丧转为开心?

● 在什么时候会使你感觉到自己是强而有力的?

● 你喜欢自己哪些特质?你喜欢照顾者的哪些特质呢?(照顾者可包含父母、护士或是医生等)

● 当你看着镜子里自己的影像时,你看到什么?

● 如果是负面的想法,治疗师则可以接着询问,你如何将这些负面情绪和思维转成正向的呢?

● 如果是正向的想法,治疗师则可以询问你如何维持这些正向的思维和意念呢?

● 在此阶段治疗结束或是出院的时候,你最想和其他案主分享哪些你的康复经验呢?

III - 10　打破沉默

所需材料

三份问答题清单(参见附件 3 - 1):

清单1:"打破沉默"题库

清单2:"打破抗拒"题库

清单3:"访问一位青少年"题库

(此三份问题清单以不同颜色纸复印)

目标对象

● 小组工作中较安静或者无法融入治疗式活动的儿童或青少年案主。

● 可适用于任何种族背景。

游戏目的

● 表述一个年轻案主对于治疗的情绪反应。

● 协助抗拒治疗的儿童理解治疗的目的。

● 鼓励儿童分享感受。

● 协助儿童处理焦虑、害怕、悲伤和创伤的情绪问题。

游戏程序

治疗开始之前,准备好三份问答题清单。逐一将问题剪下来,并且分别贴在索引卡上(一个问题一张)。同一份简答题清单的问题,贴在同样颜色的索引卡上。

在活动开始之初,治疗师先行自我介绍,并且说明自己在团体工作中的角色与任务。询问案主是否清楚这项团体工作的目的与意义,并且同时可邀请案主分享来参与此团体工作的感受与想法。例如,"请你分享今天你来参与这个活动的理由"或是"请你分享一下此时此刻的感受"。若案主仍然持续保持沉默,则可开始进行此破冰活动。清单1主要针对儿童案主,清单2、清单3主要针对青少年案主。

清单1

1. 自我决定(self-determination)

治疗师:虽然部分儿童或是青少年前来参加此治疗,但是,我感觉得到还是有很多人对于此治疗内容与细节仍有诸多担忧与不安。对你们而言,我是一个陌生人,我可以接受现阶段的你,可以不用说话。但是,我仍希望你可以知道,我是来协助你的,如果你愿意分享的话,我也会非常专注地倾听。任何时候只要你准备好了,随时让我知道哪些部分是我可以协助的。来吧,我们先来玩一个简单的小游戏!

2. 普及性(Universalization)

治疗师:在我过去的经验中,我有过许多与儿童、青少年进行团体工作的经验。这里有一些过去案主在我们第一次见面的时候,曾经问过我的问题。请选择一张索引卡,并且依照上面的问题进行说明,并且针对上面的问题进行回答或表达你的感受。

3. 回应(Response)

治疗师:请你大声地念出上面的问题,我会尽力回答问题。若你选择的指引卡是情景题,而非你期待的问题,你可以再选一张指引卡,重新询问对方。

清单 2

1. 感受回应

治疗师:这里有一些先前青少年案主的回应,请任选一张并且大声地念出句子。大家有没有任何与这张指引卡相似或是相异的感受与经验呢?

2. 理解(Understanding)

治疗师:请选择另外一张指引卡。当你的朋友提出指引卡上的问题时,你如何回应他呢?

3. 协助(Help)

治疗师:请选择另外一张指引卡。当朋友跟你询问这个问题的时候,你觉得他需要什么样的协助呢?

清单 3

治疗师解释,这些指引卡上的问题与回答是最常出现在咨询过程中的。当案主仍然不想说话的时候,治疗师可以进一步询问:"我们现在交换一下角色,请你任选一张指引卡,我将回答你指引卡上的问题,你觉得这个主意好吗?"(治疗师可以回答比较复杂或更加深入的答案,这对青少年案主是有正向帮助的。)

当治疗师回答问题后,治疗师可鼓励案主尝试回答同样的问题。若案主仍然拒绝,你可以继续延续对话,并且同时认可案主的回答内容。

评估与治疗

评估

此破冰活动合并转移技巧,协助抗拒治疗的案主揭露自己的感受。站在以案主为中心(client-centered approach)的思维,此活动有助于治疗师理解与定义案主当前所面对的"议题"。治疗师可依照案主的年龄以及背景,增加指引卡上的问题与情境。

治疗

运用额外的技巧来回应案主当前的主要议题,有助于协助案主理解会谈的重要性。在一个拥有团体以及专业关系的支持之下,开放讨论关于"安静、沉默"可视为一种自我防卫机制。若案主仍保持沉默,则会造成解决问题过程中的沟通障碍。

使用以下策略来回应案主对问题的回应与肢体语言。

1. 正向(Be positive):以正向的字眼回应案主的问题。例如,"这个想法挺好的"或"我理解了"。

2. 重新建构(Reframe):通过询问问题来回应案主。例如,"针对各个问题,请问你的想法是"或"如果你是父母,你会如何处理这个问题呢"。

3. 邀请案主回应(Solicit the client's response):例如,"我也不知道答案""我会一直在这里,等你来问问题""我只能用猜的"或"你可以一你个人感受及意见来做最后决定"。

4. 回应感受(Reflect feelings):例如,"这个问题似乎传达着你是非常不开心地过来参与这次的活动"或是"这个回应似乎透露出一些关于当前问题的感受,而我隐约地感受到的是生气、挫折与疑惑,请你多分享一些你的感受吧"。

5. 反映意义(Reflect meanings):例如,"以目前的情况看来,你想回家,我的说法正确吗?"

6. 阐述害怕或是担忧(Address fear or concern):例如,"请告诉我一些关于隐藏在这个问题背后的问题与答案"或"我感受到你的担忧,你愿意多与我分享一些你的感受吗"。

治疗式提问:

● 在完成这个活动后,你的感觉或想法有什么不同?

● 在完成这个活动后,你还有什么担忧和问题吗?

● 我(治疗师)能做什么让你能更安心分享?

附件 3-1

清单 1:"打破沉默"题库

1. 什么是咨询?

2. 什么是社会工作?

3. 在你的眼中,谁是小孩?

4. 什么是社工?

5. 我怎么必须到这里来?

6. 过去我曾做错什么吗?

7. 我是被处罚的吗?

8. 我做错了什么吗?

9. 在父母眼中,他们认为你做错了什么事情?

10. 父母依然爱我吗?

11. 父母还在乎我吗?

12. 朋友是否曾经怪罪过什么事情是我的错呢?

13. 要是朋友发现了我犯的错误,会借题发挥取笑我吗?

14. 要是被朋友取笑了,那种感觉会使你受伤吗?

15. 那会需要去看医生吗?

16. 要多久时间才会复原呢?

17. 什么时候才可以痊愈回家呢?

18. 若是我不喜欢现在这种感觉,我还能通过治疗回到过去吗?

19. 当我说错什么的时候,该怎么办呢?

20. 在治疗过程中,我可以说出关于家里不好的事情吗?

21. 你会告诉别人,我告诉你的事情吗?

22. 我可以就停在这里,不做任何调整也不说任何话吗?

23. 我曾经接受过咨询,可是他并无法有效改善我的问题。在这种状况之下,你还愿意帮我吗?

24. 我怎么必须来见你?

25. 你希望从我身上获得什么信息吗?

清单2:"打破抗拒"题库

1. 在生活环境的习俗中,并不会约束做任何事情,几乎就是你想做什么就做什么吗?

2. 你为什么需要协助?

3. 我可以进入你的小小世界了吗?

4. 你希望听到别人对你说什么?

5. 是我的问题吗? 不!!

6. 你可以对我的父母说任何你想说的话。

7. 我还不知道你是谁。

8. 你希望从我这里获得什么?

9. 我现在心情不好,我什么都不想说。

10. 我会给你五分钟。

11. 动作快!

12. 没事!

13. 不见了!

14. 好无聊喔!

15. 没有人需要我。

16. 我的父母知道答案了!

17. 去询问他们吧!

18. 我不想说话!

19. 我不需要任何的协助!

20. 我就是不喜欢!

21. 就这样!

22. 每个人都只想挑战我!

23. 在这里,我们什么事情都可以讨论吗?

24. 我就是想说"靠!"

25. 我就只是不需要你的帮忙!

26. 你的行为真像我妈。

27. 不要再问了,好吗?

28. 我就是不想在这里,你告诉我,我为什么要在这里呢?

29. 你需要从我身上获得什么吗？

30. 告诉我,我为什么一定要在这里？

31. 我的爸妈到底怎么了？

32. 不要强迫我说什么！

清单 3:"访问一位青少年"题库

1. 你什么时候开始感到与身边的人格格不入？

2. 你未来的计划是什么？

3. 当你回顾你的过去,你会想到什么？

4. 告诉我你最早的记忆是什么？ 也就是你能够回想起来的第一个记忆。

5. 什么事情会使你感到开心？

6. 什么事情会使你感到难过？

7. 当你来到我们的机构,你有什么感觉？

8. 想请你说说关于你的家。

9. 你目前的兴趣和喜好是什么？

10. 想请你说说你最亲近的朋友。

11. 你会怎么形容或是介绍自己？

12. 告诉我你喜欢什么样的人呢？

13. 告诉我你不喜欢什么样的人呢？

14. 你的健康状况如何？

15. 你有过怎么样的工作经验呢？

16. 目前最困扰你的是什么事情呢？

17. 你认为,当你开始接受咨询的时候,你会获得什么呢？

18. 你如何定义"忧郁"？

19. 什么是爱？

20. 在你的家庭生活中,你最喜欢什么？

21. 请你用三个词形容你当前的生活。

22. 在学校的课程中,你最喜欢哪一科？

23. 有没有什么事情会使你感到沮丧或是生气的？

24. 谁可以使你感到沮丧或是生气？

25. 如果你可以许三个愿望,你的第一个愿望会是什么呢？

III‑11　建立文化自信

所需材料

"文化传承与自豪"活动单（参见附件 3‑2）、笔。

目标对象

● 正在探索文化认同与建立多元文化融合的青少年或是成人。

● 适用于文化敏感度的训练课程之一。

● 适用于小组工作，特别是针对多元文化的环境或群体。

游戏目的

● 探索和建立文化认同。

● 协助参与者理解和尊重不一样的多元文化。

● 建立团体中不同种族成员之间的文化内聚力。

● 学习欣赏不同文化的多元性和稳定性。

游戏程序

针对 3～4 人的治疗团体，根据他们的文化背景、种族的差异进行治疗，或是由治疗师指派团体成员，以增加团体成员种族及文化背景的多元性。根据活动设计，给予每一位团体成员"文化传承与自豪"活动单，要求每位成员先完成活动单上的活动项目，再利用活动表格下方的空白处，进行脑力激荡，根据治疗师所指定的文化名称，写下或是画出自己对于此文化的文字、片语、图像与符号等的印象。治疗师可根据活动进行状况增减时间。

下一步，邀请成员轮流分享各自写下的活动单内容，并且鼓励成员对于其他成员的分享提出问题讨论或是给予友善的意见。在此过程中，治疗师提醒成员须保持对于他人言论的尊重以及学习欣赏文化的差异性。最后，邀请每一个小组回到大团体中，邀请每一组的组员分享各小组分享的过程以及开放讨论大家对于"文化"这项议题的想法。开放 20～25 分钟时间进行此团体讨论。

最后，治疗师引导成员彼此分享讨论过程中所发现不同成员对于不同文化认知的相似性、差异性以及不同通过小组讨论所获得的新信息。治疗师设计几项开放式问题，允许成员针对问题内容结合自身过去经验，分享对于问题内容的想法、感受与回应。

开放式问题：

- 有没有哪一种文化是你想额外再学习的呢？

- 你是否从别人的文化经验分享中学习到新的文化知识呢？

- 你如何将本次的文化学习、经验与过去其他的文化经验结合，并且运用在与不同文化背景的人建立人际关系呢？

在结束上述议题讨论之前，邀请各小组分享组内对于"文化"的定义。接着讨论各组定义的相似处和差异处，并且进一步讨论各组定义的独特之处。治疗师汇总各组的定义，将大部分小组所认定的最具代表性的定义作为本次团体工作对于"文化"的定义，或是由治疗师分享"文化"的官方定义。文化是一个社会或是群体惯用于分享传统习俗与生活习惯的模式，包括：语言、音乐、艺术、食物、服装、传统习俗、生活理念、精神寄托、家庭架构、社区形态与价值。

评估与治疗

评估

这个团体工作协助团体成员增加他们对于文化的觉察以及联结或是重新联结成员自身对于文化的定义。评估团体成员对于文化议题的觉察以及评估团体成员对于欣赏不同文化传统传承的能力。治疗师可通过观察每位团体成员对于面对不同文化的接纳程度，协助团体成员了解成员自身的文化，以及能够接受其他不一样的外来文化。

治疗

在这个多元文化的团体工作中，鼓励每一位团体成员通过使其身处于不同文化的情境中，探索及建立自身对于不同文化的定义。治疗师可通过此活动促进不同文化背景的团体成员建立团队的凝聚力。这个活动亦允许拥有相同文化背景的成员，相互讨论各自对于自身文化的经验与定义，并且比较出同样文化中的细微差异，如语言、文化信仰与信念以及价值观。同时，鼓励成员学习如何适当地接纳不同文化的独特性。

治疗式提问：

在这个活动中，你对于自己或多元文化有什么新发现？

在参与这个活动后，你与其他人的相处会有何不同？

附件 3-2 "文化传承与自豪"活动单

1. 人种（Race）和/或种族（Ethnicity）：_____

2. 至少列举 3 个属于自身文化的独特之处或是这个族群的人感觉最自豪的文化传承。

（1）_____

（2）_____

（3）_____

其他：_____

3. 什么原因使你对于这个文化感到自豪且认同,并且愿意将这个文化继续传承下去呢?

_____

_____

_____

4. 这个文化的中哪一个特点对你而言是最重要的呢? 有没有哪一个特点对于整个文化传承是最重要的或是对整体文化而言最具代表性的呢?

_____

_____

_____

［脑力激荡］当你想到自己的文化背景的时候,第一个出现在脑海中的印象是什么呢? 轰轰烈烈,你对于"文化"的定义是什么?

III-12　跟霸凌说拜拜①

所需材料

每位案主两张白纸、垃圾桶、空白便条纸、蜡笔或彩色笔。

目标对象

● 正在面临霸凌议题的儿童。

● 曾经历过极度恐惧与害怕经验的儿童。

● 适用于团体工作或个案工作,用以引导案主表达自身对于霸凌事件的感受与情绪。

---

① 本节作者是梁雅咏。

游戏目的

- 协助案主分享对于霸凌事件的情绪。

- 教导案主如何正向面对霸凌创伤事件。

- 鼓励儿童建立正向的自我形象。

游戏程序

1. 与案主建立关系,例如治疗师与案主各自开始自我介绍,内容可包括姓名、学校、班级导师的名字以及就读年级。

2. 邀请案主利用其中一张白纸,折出一个学校的样子。由治疗师示范如何折出学校的样貌。先将纸纵向放置,将纸上方双边的对角向纸的中央对折,折出一个三角形的样子,并且把纸下方段向上对折两次,直到碰触三角形底部为止。

3. 邀请案主以彩色笔或是蜡笔画上插图,以装饰学校外观,并且在空白处写上学校名字。接着,邀请案主分享对学校生活的喜欢或不喜欢。翻开纸下方的对折处,在纸张内侧空白处画上在学校里最要好的朋友以及最喜欢的老师。

4. 邀请案主拿出第二张纸,并且在纸上画出对于霸凌事件的感受,或是涂上代表自己心情及感受的颜色。治疗师邀请案主分享自身曾经经历过的霸凌事件。并且,治疗师与案主一同探索为何此霸凌事件使案主如此难过、害怕。抑或是进一步探讨案主对于此霸凌事件的感受与想法。

5. 治疗师教导案主如何与"霸凌事件"对话。

第一步,忽视霸凌。

第二步,对对方说"请远离我"。

第三步,起身并且离开。

第四步,告知老师(或是咨询师、社工师)以及家长关于在学校受霸凌的事件。

一般而言,当儿童面对霸凌事件,会尝试跟身边的朋友、家长或老师发出求救信号,或是行为和情绪出现异于常态的表现,有的孩子会愿意说出被霸凌的感受与害怕。治疗师引导案主在代表"学校"的白纸背面,写下四点可能的处理和应对方法,亦可通过与案主一同讨论,增加新的应对方法。

6. 邀请案主在三角形的外侧,分别在两侧三角形背面写下老师及父母(或其他对象),以代表在儿童心目中可以信任的成年人。打开三角形,在内侧写下案主自身的优势以及处理霸凌事件的方法(如更加勇敢、为自己发声)。

7. 治疗师拿出空白便条纸发给每个案主,邀请案主写下对自己的信心或是正向的字眼。

教导案主如何通过深呼吸,使自己感觉有正向能量注入身体。本治疗若是在家族治疗中进行,则治疗师可邀请父母以言语表达,对孩子说出这些优势以及正向鼓励字眼,以协助儿童从中重新建立起自尊。

8. 治疗师收回便条纸,并且重新洗牌。邀请案主从中任意选择三张,并且选择其中一张,先做几个深呼吸,之后,大声地念出字条上的字或是鼓励的句子。治疗师可以同时在旁引导案主并且有信心地喊出来:"大声地念出来,再说一遍,再一遍,比前一次更大声地再说一遍!"

在本游戏治疗结束之前,邀请案主通过撕掉第二张写有对于霸凌事件感受及情绪的纸,与霸凌事件"说再见"。并且,将撕掉的纸张丢入垃圾桶中。治疗师可补充说明"撕掉纸张"这个动作的象征意义(例如,使案主得到师长及父母实质以及心灵上的支持,因而使其感受到事件已经获得有效的控制)。允许案主将代表"学校"的折纸以及写有正向支持字句的便条纸带回家,以作为未来提醒案主之用。

评估与治疗

评估

本项游戏可以作为评估霸凌受创儿童自尊心程度的评估工具。本游戏设计主要用来增强案主相信自身对于处理霸凌事件的能力。通过自我评估,对自己有信心。此游戏治疗使案主发掘自身具备解决问题的能力,并且能够运用自己的力量对抗霸凌事件。更进一步地,亦能使案主从创伤中复原,使自己不再只是霸凌受害者。当案主能够自信且大声地为自己的遭遇发声时,则将能减少再次成为被霸凌对象的可能性。

治疗

本项游戏提供案主一个安全的环境,使案主能够安心地与治疗师、学校老师、父母分享自己面对霸凌事件的害怕及感受。此活动通过弹性的方式(如聆听、写下、着色、言语表述、思考及处理方法、社会资源或人际关系的联结),以协助案主建立自我支持网络以及适当地发挥他们已经具备的各种优势来面对霸凌事件。

游戏进行期间,治疗师不可取代案主写下或是完成活动项目,需由案主亲自完成每项目标活动,如此,可以有效地增加案主对于自身处理问题能力的自我肯定。如果案主因年幼,尚未学习书写,或是案主无法立即反应出任何字句,治疗师可鼓励改用其他方式以表达当下对于霸凌事件的感受(如绘图、着色)。

通过此游戏的过程,可以重新建立案主的自尊心以及在信任关系中,使霸凌的创伤经验获得有效的处理及改善,并且重新接受所处的环境。

治疗式提问:

● 我发现(听说)了你最近都不想上学,可以告诉我发生了什么事情吗?

● 你最喜欢自己哪三项特点?

● 可以请你说说你在学校的朋友给我听吗?

● 你最喜欢这个朋友哪三项特点?

● 下一次如果再有人开你玩笑,取笑你甚至是打你的时候,你会怎么回应呢?

● 当有人欺负你的时候,你的感觉是什么样的呢?

● 可以请你说说当你在学校与人有冲突的时候,是什么状况呢? 你如何处理这个问题呢?

● 当有人对你说"你就是一个霸凌别人的坏人",你的感受是什么呢? 那么你会怎么做使对方感觉舒服一点呢?

此游戏治疗,可以再次用于治疗后的跟踪计划中,并且可适用于小组工作或是个案工作中。邀请案主重新折出一个"学校"(可与之前的学校相同或不同),并且画出一个零霸凌的校园环境,案主可依照自己心目中的期待,绘制出一个安全的校园环境。这个过程,可使案主再次感受到何谓"获得有效控制的失控事件"。这个过程亦使案主可以相信自己已经具备至少三项能力,足以能够对抗霸凌事件,如勇敢、维持正向态度以及知道如何求助。

III‑13 惊奇大冒险

所需材料

冒险卡和结果卡、六张不同颜色的劳作纸(红色、橘色、蓝色、黄色、紫色和黑色)。

目标对象

● 被确诊为躁郁症(Bipolar Disorder)或多动症(ADHD)的青少年。

● 适用于个案工作、小组工作以及家族治疗。

游戏目的

● 建立案主自我决定以及批判性思考的能力。

● 协助案主学习自我冲动控制。

● 增强小组做决定的能力。

游戏程序

剪下冒险卡,并根据相似的颜色分类备用。治疗师需在冒险卡背面注明"冒险"字样。治疗师将分类好的冒险卡分别贴在治疗室的不同角落,每一个角落可视为一关卡。将冒险卡平均放置在每一组,并且决定每一关卡的颜色。例如,将黄色冒险卡放置在黑色关,将蓝色冒险卡放置在紫色关,同时须注意,仍须放至其他个颜色的冒险卡在每一关。剪下结果卡,在卡片背面注明"结果",并且平均分配至每一关。

［小组工作］

若本游戏用于小组工作中,每2～4人一组,分成2～4组。指派各组负责一个关卡,关卡以劳作纸颜色区分。

1. 每一小组从自己的关卡桌上,抽取一张冒险卡,并且大声地读出冒险卡上的指令,由小组成员共同讨论,决定出一个选项。

2. 当小组做出决定,则须依据冒险卡上的指令动作,移位至其他关卡。

3. 当此小组移至新的小组,再抽取一张"结果卡",并且大声地朗读出文句。

4. 重复这样的连续动作,直到每一个小组至少走完三个关卡。

5. 游戏结束之前,每一小组推选出一位组长,由组长代表小组,分享小组决定冒险卡选项的过程,以及决定的原因,同时也分享小组成员在游戏过程中的感受。

［个案工作］

1. 若本游戏用于个案工作中,治疗师指定从其中一个关卡,邀请案主抽取其中一张冒险卡,并且大声地将指令读出来,接着,由案主自行决定冒险卡上的选项。

2. 案主依照冒险卡指示,移至下一个关卡。当案主移动到新的关卡时,案主则选择一张结果卡,并且大声地朗读出上面文句。

3. 案主再次选择一张冒险卡,并按照前述指示动作。此活动可进行至治疗师视状况而定为止。

［家族治疗］

1. 若本游戏用于家族治疗中,则由家长及小孩共同完成,并且由家长读出指令,再由家长及小孩共同讨论决定冒险卡选项。游戏进行方法如上所述。

2. 当本游戏进行于个案工作或是家族治疗中,在游戏结束之前,治疗师邀请个案或是家庭中成员分享决定选项的思考过程及感受,以及对于结果的想法。

3. 治疗师可自行修改冒险卡及结果卡内容,以符合年幼案主的需求。

评估与治疗

评估

本游戏允许案主及参与成员以批判性的方式思考冒险卡所给予的指令与选项,并且案主可自由地选择自己期待的选项以及回应方式。治疗师可通过游戏过程评估案主做决定的过程以及思考模式。当案主患有躁郁症及多动症,与他人共同合作完成任务,对案主而言是困难的。因此,本游戏提供案主一个练习的场域,学习如何与他人共事与合作。当案主与他人共同工作的过程,治疗师亦可以评估出对每个案主在小组工作中,表现出较为困难的部分。

治疗

对于大多数的躁郁症及多动症案主而言,要做出理性且告知其决定是困难的。通常,这类型的个案做出的决定多带有个人情绪因素以及冲动的,当做出决定之后,案主往往都会懊悔不已。因此,治疗师可把学习目标设定为教导案主如何学会停、思考、再回应或做决定。由于"结果卡"上的句子皆为正向鼓励的文句。因此,这项游戏允许案主思考,关于结果卡所给予的文句,借此,当案主完成每一次的决定,将会获得结果卡上的鼓励。在这个游戏过程中,没有对或错,游戏目的主要在于鼓励案主能够学习理性地作决定,并且学习告知决定的社交互动过程。

治疗式提问:

● 在游戏中,你认为与他人相处时,最大的困难是什么? 你如何克服它?

● 在游戏中,你认为最难抉择的是什么? 你最后如何做出抉择?

III - 14 洗衣的乐趣

所需材料

每人一张白纸、彩色笔、每人 1 米的棉线（任何颜色皆可）、订书机（或是燕尾夹，使其看起来像洗衣夹）、一个纸板或是衣架以及标签纸。

目标对象

● 受虐儿童；

● 适用于个案工作或是小组工作；

● 适用于任何种族及文化背景的个案。

游戏目的

● 协助受虐案主表达、阐述情绪；

● 协助案主走过疗愈的过程。

游戏程序

向案主解释本游戏治疗的目的，即协助案主辨识与表达自己对于受虐经验的情绪反应。

1. 邀请案主选择能够代表与表达自己情绪的四种颜色。

2. 要求案主画出或是选择至少四种不同样式的衣服，并且用先前选取的颜色上色，可以一件衣服单一颜色或是多种颜色。

3. 治疗师询问案主对于自己所画的衣服的感受与想法，以及对于所选择颜色的代表意涵。

4. 由治疗师带领，讨论怎么样的复杂情绪掺杂其中，以及是否有更多自己难以理解或难以表达的情绪。

5. 邀请案主将衣服钉在棉线上，并且将所有的棉线接在一起。将棉线举起固定在黑板上或是用衣架架起来，表示衣物已清洗完毕。

6. 再次邀请案主分享对于洗净衣物的看法与感受。

评估与治疗

评估

这是一个用来评估年轻案主对于"肮脏"与"干净"的关联性的感受与情绪反应。若案主画出来的衣物上有破洞或是脏污，治疗师须以客观的角度讨论案主如何将此破洞或是脏污联结至当前的感受。"悬挂衣物"的动作可用来评估案主如何看待当前所面临的问题（如受虐）。

治疗

当案主将衣物的一面着上颜色之后，可再邀请案主在同一件衣物的背面着上带有正向意涵的其他颜色。这个动作协助案主辨识出他们的优势以及鼓励案主完成治疗的过程。

治疗式提问：

● 想邀请你分享一下在这个游戏过程所激发出的正向感受。

● 当衣物已经被洗净了，你的感受为何？精力充沛或是能量满满？

● 通过这个活动，如何协助你处理你的_____感受？（从各个颜色代表的意涵进行讨论）

● 你会给其他跟你有类似受父母虐待经验的儿童怎么样的建议呢？

● 现在，你已经完成"清洁"了，是否可请你再选出两个颜色，以代表你当前的感受。并请说明各颜色所代表的意义为何。

● 对于"儿童保护"相关议题，你有什么看法呢？

III－15　说好话

所需材料

纸牌：两种不同颜色的"赞美卡"（由治疗师制作，在每一张卡片上面标注赞赏的话语），参见表3－4。

目标对象

● 6岁以上的儿童及其父母。

● 有家庭关系以及平辈关系问题的家庭。

● 所有文化以及社会背景的儿童。

游戏目的

● 鼓励案主对于家庭成员的正向思维。

● 练习如何用言语表达正向思维以及促进家庭成员间的沟通。

游戏程序

1. 由治疗师将赞美卡洗牌，并将牌发放给所有参与的家庭成员（一共48张，亦可针对参与的家庭成员数调整纸牌总数）。

2. 从位于治疗师右手边的成员开始，每人选取一张赞美卡，从赞美卡上的话说起,对身边的家庭成员练习说一些关于赞美对方的正向话语,如"有你真好!"然而,被赞美的人,也同样对对方说一些正向的话语作为回应,如"我好喜欢你的发型!"双方避免重复对方已经说过的话。

3. 治疗师通过赞美卡的内容将家庭成员两两配对,并且开始进行活动。

4. 若彼此两人一时间想不到可以表达的赞美,治疗师则可以使用赞美卡上的字词,引导成员以卡片上的词作为表达的依据。

5. 当练习完毕后,治疗师则引导成员转向与右手或左手边的成员练习。如此循环3~4次,并且确保每一位成员皆有与其他家人练习的机会。

评估与治疗

评估

本游戏设计的目的在于建立家庭成员之间正向的沟通与表达的经验,以及强化亲子关系的建立。本游戏可用于第一次进行家族治疗时,协助儿童、青少年与其他家人建立良好关系。然而,本游戏亦可以重复运用于家族治疗治疗的其他阶段,可提供治疗师作为家庭成员关系改善状况的评估依据之一。

治疗

治疗师可在赞美卡练习活动进行后,邀请成员将心里的抱怨写在一张空白纸上,练习以正向的字眼同想要抱怨的家人沟通、表达。若是成员于表达过程中,使用了负向的字眼,则治疗师协助引导该成员再一次改以正向的字句重新表述一次。治疗师可建立一个游戏规则,若成员不小心说出负向字句,则该成员需以另外三个正向或是赞美的字句,重新表述(见表3-4)。

治疗式提问:

● 对你而言,这个活动是一个新体验吗? 你感觉怎样?

● 在这个活动中,有什么元素能有助于你和家人的相处? 你会如何实践?

表3-4 赞美卡范例

你好漂亮(你好帅)	你好聪明	你人真好	你让我的生活变得好特别
你总是为我付出这么多	你是最好的	你好有耐心	你_____好厉害(例如篮球、煮饭等)
你总是能够说好话	你总是把所有的事情都做得好棒	我知道你爱我	你总是可以公平地对待大家

你好棒	你是一个很棒的厨师	你有一颗温暖的心	你的朋友们都夸赞你人很好呢
你的朋友都说，你超级酷的	要不是你，我肯定办不到	你的衣服好漂亮	我对你有信心
我很感谢你的帮忙	你是这个世界上最棒的	每当有事情需要帮忙的时候，你都在	有你的陪伴真好
你是很棒的照顾者（助手）	你的歌声好美	每当我需要你的时候，你都在我身边	你总是这么友善
你的声音好好听	你已经做得很棒了	你真是一个很棒的聆听者	你做得真好
你是超人	我尊重你	你让我为你感到骄傲	我爱你
你是我的超级妈妈（爸爸/孩子）	我好喜欢你	你的朋友总是跟我说，你是最棒的	你真会讲故事
有你真好	你让我感觉好开心	我好喜欢你这样跟我说	我好喜欢你这样照顾我
你的表现真是出乎意料	你超棒的	感谢你得付出与努力	非常谢谢你

III‑16　移民儿童的动力

所需材料

小卡纸（20 片）、纱线（每人 2 条，红色和蓝色，每条长约 30 厘米）、名称标签（每人 1 个）、颜色笔（每人 2 支）、1 个大塑胶碗。

适用对象

● 10 岁以上的移民儿童、农民工子女。

● 个案工作或小组工作。

游戏目的

● 了解文化适应过程。

● 加强自我形象。

● 鼓励表达情绪感受。

● 讨论移民家庭的适应问题。

● 互相支持。

游戏程序

1. 准备：首先了解儿童的生活情况,提前准备两组词来代表"困难"和"正向经验"。

① 困难：使用卡纸贴上儿童面对的挑战。例如,方言学习、转校适应、想念家乡、想念亲戚、学习困难、被歧视的经验、校园霸凌、父母离异等。

② 正向经验：使用相同数量卡纸贴上正向的文化学习和正向的经验。例如,多元化的美味料理、学科选择、认识新朋友、成功适应新环境、学习了许多新的知识、学习了电脑技能、了解新的城市生活、家人为自己感到骄傲等。

2. 开始：邀请案主为自己取一个可以代表自己的昵称,并且将昵称写在名称标签上(如小苹果、小熊等)。将标签放入碗中。

3. 放轻松：治疗师引导案主轻轻地把两条纱线,围绕在案主自己的两根手指上,象征两种文化的结合。接着,治疗师引导案主做深呼吸,以舒服的姿势坐着。同样的动作重复两次。

① 团体工作：治疗师邀请成员坐成一圈。

② 个案工作：治疗师可在碗里增加更多与文化相关的名词(如筷子、小灯笼等)。

4. 选择：治疗师介绍参与成员的背景,代表着"多元文化"的象征。

① 选择一个名称标签,重复,放轻松练习。

② 治疗师邀请案主使用家乡的方言读出自己的昵称。

③ 先选一张"困难"的标签纸,邀请案主将内容读出来。接着,再选一张"正向经验"的标签纸,治疗师一样邀案主将内容读出来。

④ 邀请案主选择另外一个名字标签,并且,重复步骤① 至④ 。

5. 完成前面的步骤之后,治疗师根据下方的"文化转型"问答题,向案主或小组成员提问,也可由案主或小组成员自愿举手或按照顺序轮流进行。为鼓励案主或小组成员回答问题,答题者可获得一分,并且可在治疗结束后向治疗师兑换小礼物。

6. 治疗师在治疗过程中,应多以正向词语鼓励案主或小组成员表达对自身文化的自豪及成功适应新文化的过程。

"文化转型"问答题(可以使用双语,代表多元文化环境)：

1. Where is your hometown?

你的家乡在哪里?

2. What in your hometown do you miss the most?

你的家乡你最想念什么?

3. Who in your hometown do you miss a lot?

你最想念的人是谁?

4. Which traditional dish do you enjoy the most?

你最爱吃的家乡菜是什么?

5. Who from your hometown can cook?

家乡中谁最会做饭?

6. What dialect(s) do you understand/speak?

你会听(说)什么方言?

7. If someone is asked to learn your dialect, which word would you teach first?

如果有人学习你的方言,你会首先教哪个词?

8. Think of a shopping mall you have visited in this city, what do you like the most in this mall?

想一下你在这个城市去过的购物商场,你最喜欢这个商场的是什么?

9. What in this city is different from your hometown?

在这个城市中,与你的家乡不同的是什么?

10. If you were to name a dish for your grandmother, which dish would you choose?

如果为你的祖母命名一道菜,你会选择哪一道菜?

11. What is a new skill you have learned in your school?

你在学校学到了什么新技能?

12. Who is your new friend?

谁是你的新朋友呢?

13. Say "best friend" in your dialect.

用你的方言说"好朋友"。

14. What is the most exciting thing about this city?

这城市有什么好玩或有趣的东西？

15. What are you still working on to adjust to this city?

你在这城市还要适应的是什么？

16. What is success?

成功是什么？

17. When we talk about this city, what do you think of?

说起这个城市，你会想起什么呢？

18. Together, say "Yeah" three times to show your energy.

表达你的精神动力，说三次"好"。

评估与治疗

评估

治疗师通过本游戏治疗可观察案主参与治疗的状况，并进一步辅导。通过练习，案主有能力辨别与连接自身的情感与移民经验。治疗师可鼓励案主参与。针对鼓励参与意愿低的案主，治疗师可通过评估与澄清案主想法，加以引导，并且通过纱线放松活动协助案主进行放松的练习。治疗师在案主分享后，以口头称赞"好棒"或是"你的分享好酷"等，以建立案主对于自我投入治疗活动的成就感与肯定。除此之外，治疗师亦可邀请过曾参加此治疗式活动的案主共同参与，以此作为现任案主的榜样。

治疗

新移民儿童在自我的认知上总认为，由于他们的社会地位与其他人不一样，例如因为自己来自农村，而感觉自己的社会身份较其他人低或是具有较为负面的标签。因此，他们很少谈论在家乡的事情或与他人分享与亲人分隔两地的思念。普遍而言，对于新文化的适应调整，因人而异，每个人都可能在一些情境中，有机会与他人分享自己的经验、社交生活与学习历程，但往往不是每一个人都能够有这样的表达机会，或是能够自在地与他人分享。因此，此游戏治疗，提供了移民儿童一个分享文化适应经验的平台。更进一步，于治疗过程中，治疗师可多以正向赞美的语句，鼓励并支持案主（参加者）与其他有类似经验的人互相支持，以建立正向的社会支持系统。

治疗式提问：

● 你对自身的文化或新文化有什么新发现？

● 你在适应新文化时，曾遇到什么困难？你如何克服它？

● 你会怎样向他人介绍你的家乡？你可以多说一些吗？

● 你希望与你分隔两地的亲人说什么？

● 你希望在适应新文化的过程中，会得到怎样的帮助？

III - 17　问我最喜欢什么

所需材料

小卡纸（20 片）、笔（每人 1 支）、歌曲。

适用对象

● 留守儿童、农民工子女，年龄 5 岁以上。

● 个案工作、小组工作。

游戏目的

● 鼓励亲子关怀和沟通。

● 支持移民家庭。

● 保持乐观的心态。

游戏程序

1. 准备：首先，找一首歌曲，内容是有关喜爱的事物。

在美国，朱莉·安德鲁斯（Julie Andrews）在电影《音乐之声》（The Sound of Music）中唱了一首著名歌曲"My Favorite Things"。若治疗师找不到适当的歌曲，请使用这首歌曲及翻译内容进行此游戏治疗。

2. 聆听歌曲及阅读歌词，然后问孩子最喜爱的事物等相关问题。

3. 告诉孩子假装打电话给家人问好，治疗师会扮演他们的父母或家人。当孩子听到治疗师说"问我"这两个字时，孩子便问以下问题之一。

① 你最喜欢什么食物？

② 你最喜欢哪一种电影？

③ 你最喜欢什么颜色？

④ 你最喜欢什么动物？

⑤ 你最喜欢哪一个季节？

⑥ 你最喜欢哪种一鸟？

⑦ 你最喜欢哪一种鱼？

⑧ 你最喜欢怎么样的孩子?

4. 治疗师的答案可以是任何喜爱的事物。例如,只说"黄色",或可以说"我最喜欢黄色",抑或是可以说"什么都喜欢"。

5. 当案主听到治疗师说"喜欢"这两个字时,治疗师引导案主说出以下的句子。句子内容可以是"我最喜欢……"或"我很……"

① 我最喜欢您。

② 我最喜欢听到你的声音。

③ 我最喜欢看到你。

④ 我最喜欢听到你的笑声。

⑤ 我最喜欢听你讲故事。

⑥ 我很想念你。

⑦ 我很想看到你。

⑧ 我很快乐。

6. 鼓励每一位案主练习说出上方的话语,接着,治疗师可以进一步询问案主当他们说出这些句子时候的感受。

7. 鼓励案主平日打电话给家人问好时,多表达正向的情绪。同时,表示他们希望与通话的家人在电话上共同度过快乐的时光。

8. 治疗师可以教导案主,当面对父母或家人的对话过程,所使用的语句是负面的,则案主可以学习以温和且正向的语句:"你今天不开心吗? 我很想念你呢!"

评估与治疗

评估

本项游戏治疗的主旨在于让孩子了解家庭的问题。案主能用积极、正向的观点,协助孩子觉察积极的好处。角色扮演主要在于让案主接受积极的训练。通过治疗程序,使案主感到自己有正面的能量。当面对负向情境时,能够秉持"只要记得我最喜欢的东西或过去好的经验,我就不会感觉不舒服"的概念。通过此游戏治疗,能够有效地建立案主的正向、积极观。尽管父母忙于生活,但却也能受到孩子积极态度的影响,而也连带地变得正面与积极。

治疗

留守儿童可能会感到孤独,但他们可以学习在生活中变得更积极。这类型的案主与亲人分隔,导致缺乏社交生活。通过此游戏治疗,使案主能够学到更多和父母沟通的简单技巧,使案主感受到生活的积极面以及提升案主的亲子与社交沟通能力。通过此治疗方案,案主学习向他人表达积极、正面的话,从而促进他们的人际关系。治疗师的鼓励也是正面学习很重要的一部分。

治疗式提问:

● 你享受平日与家人对话的时光吗? 有什么使你享受或不享受?

● 你与家人的对话与活动中的对话有何差别? 你比较喜欢哪一种?

● 你平日会怎样回应家人负面的语句? 经过这个活动后,会有所不同吗?

● 如果你与家人的对话方式改变了,你会感觉怎样? 你希望与他们的关系会是怎样?

选择歌曲

My Favorite Things...

Raindrops on roses and whiskers on kittens

Bright copper kettles and warm woolen mittens

Brown paper packages tied up with strings

These are a few of my favorite things

Cream colored ponies and crisp apple strudels

Doorbells and sleigh bells and schnitzel with noodles

Wild geese that fly with the moon on their wings

These are a few of my favorite things

Girls in white dresses with blue satin sashes

Snowflakes that stay on my nose and eyelashes

Silver white winters that melt into springs

These are a few of my favorite things

When the dog bites

When the bee stings

When I'm feeling sad

I simply remember my favorite things

And then I don't feel so bad

我最喜欢的……

玫瑰上的雨滴和小猫面上的胡须

明亮的铜水壶和温暖的羊毛手套

棕色的包装纸和用绳子捆绑的包裹

这些是我最喜欢的几件东西

奶油色的小马和酥脆的苹果馅饼

门铃和雪橇铃和肉片面条

野鹅与翅膀上方的月亮一起飞行

这些是我最喜欢的几件事情

白色连衣裙的女孩与蓝色的缎带

雪花落在我的鼻子和睫毛上

银白色的冬天融化成水泉

这些是我最喜欢的几件事情

当被狗咬伤

当被蜜蜂叮蜇

当我感到难过

我只要记得我最喜欢的东西

我就不会感觉不舒服

III－18 联结的歌词

所需材料

预选歌词/曲;不同颜色的荧光笔(至少 4 种颜色);卡纸(10 张)。

适用对象

有抑郁症状的案主;不擅于表达的案主;个人、小组心理治疗。

游戏目的

● 寻找恰当字词,使案主有能力说出自己所担忧的事;

● 协助案主表达和探索自己的感觉;

● 鼓励案主分享与预选歌词中提及的类似困境。

游戏程序

1. 指派案主从歌曲中挑选可反映案主自身感觉的歌词。

2. 邀请案主介绍自己的歌曲。

3. 邀请案主从歌曲中挑选一句歌词,并在心中默读。

4. 使用荧光笔标出可表达到他们自身感受的歌词。

5. 在卡纸上写出最能描述案主自身感受的字词,最少一个。

6. 在个案心理治疗中,与治疗师分享感受与想法;在小组心理治疗中,二人一组,分享所选歌词的共通处。

7. 指导案主在卡纸上绘画彩虹,并且联结自己所选择的歌词,以协助案主,通过此过程更能充分地表达自身感受的多样性。通过此视觉方法,可协助案主以具体的方式联结自身的感受与想法。

评估与治疗

评估

歌曲是一种较为自然的方法去吸引案主投入治疗。本游戏治疗,可协助治疗师评估案主是否已经准备好表达自己内心的感受或想法。通过治疗的过程,可协助案主准备尝试表达一些未解决或复杂的感受。在小组工作中,通过预选歌曲的主题或歌词,协助小组成员间链接、沟通和关系的建立;除此之外,案主可以借着讨论歌词的意义,相互分享彼此相似的经验。在个人心理治疗中,治疗师可以借用案主选取的内容或主题,通过阅读或改变歌词具体地协助案主,让他们分享投射在歌词的感受,以及其内在的担忧。

治疗

当案主开始分享感受及讨论歌曲内容时,他们会开始学习解决的方法和自我练习。在其中一个治疗课程中,案主会开始尝试描述自己的感受,和开始学习理解其他感受如何同时出现。在另一节课程中,治疗师则可以从预选歌曲中,分条列出"正面的感受",以协助案主去再次体验寻找处理情绪方法及其重要性。即使预选的歌曲同时包含有正负面感受,治疗师可以让案主思考,如何从中创造出正能量,以取代非正面价值的思维。

治疗式提问:

1. 你从歌曲中学到什么呢?(请列举一项)

2. 你认为,如果无法表达自己的感受,会有什么可能的潜在后果呢?

3. 如果我们现在可以更改歌词,或添加新的词语在歌曲中,你可以比较出不同的视角所带来的差异吗?

4. 在你选择原来的那首歌曲时,你想到了谁?　在你改变歌词之后,你看到自己(或是你想到的这个人)有哪些转变吗?

5. 通过聆听(或阅读)更改后的歌词,你学到了什么呢?

6. 这首歌曲如何能帮助你或其他人解决生活上的困难呢?

▶▶ 第四章　　总　结

一、以实证为基础的治疗方式

（一）创意治疗

心理治疗的关键第一步是"相互配合"，意思是建立治疗合作伙伴，亦被称为"治疗联盟"。很多时候，年轻的或弱势群体中的案主都是因为没有达到权威人士设定的标准，而被迫接受辅导。在他们眼里，辅导被视为一种惩罚。在引领案主接受治疗的过程中，治疗师通常可以发现案主认为最有效的方法。即使是抗拒或寡言的案主，加上配合他喜好的环境或人物后，也可以建立更灵活和有趣的环节和感觉到向治疗师倾诉和表达感情是舒服的。与案主一起创造的治疗方式，是可以令案主更安心地与治疗师分享自己的担忧。本书的案例是基于这种使用创意方式延伸出三个研究主题：多元化、变化性和情景实践。

"多元化"的主题是源于治疗师对案主被尊重的心理的认识。我们知道，作为能够发挥作用的治疗需要经历的基本步骤包括：① 审查案主的历史；② 评估其目前的感情和功能；③ 寻求解决方案；④ 提供指导；⑤ 测试和重新审视工具的应用和方法。因为接受服务的案主来自各种背景，虽然步骤也许一致，但不能使用相同的处理方针去应对每个案主的问题或想法。以此为据，为了尊重案主的具体需求，使用有计划的评估方案分析心理阶段，使案主理解为何要使当前的生活变得更好。一些案主可能是创伤受害者，创伤造成他们因失去安全感或对社会凝聚力的质疑，而缺乏信任别人的能力。在这些情况下，治疗师首先与案主构建互信的关系，并建立安全的环境。有些案主可能是被虐者，因此在提供任何类型的治疗之前，第一步应确定事主是否理解治疗师在用不具威胁性的方式陈述事实的意义。有些案主可能来自军事背景的家庭，并正在经历因可能缺乏父母（配偶）的注意而形成的适应困难，或者因为父母（配偶）退役，便必须处理因环境调整而引起的情绪变化。他们需要识别、理解，并表达情绪。因此，必须着手注意有关表达情感的教育练习。多元化不仅代表尊重案主的具体需求，而且要开发专业知识和复原方法，帮助案主解决问题。这本书介绍多元化和复杂问题的解决方案，包括精神疾病以及家庭问题，通过创造与其文化相关的氛围，使案主感觉到人生意义与存在的价值。在深入的治疗前，可以利用文化融合技术,比如在治疗中提到的瑜伽、气功、故事、折纸和身体运动等,去帮助处理案主对创伤或继发创伤的反应。在治愈过程中,重视案主贡献的方法,从而获得案主的接纳,在治疗上得到信任和实现"相互配合"的原则。

"变化性"的主题是指实践和组合不同的技巧,用于多元文化的环境。尽管"技巧"这个词是用来表示实际的治疗程序,运用时也强调了实用性和适应性的观点。治疗师在思考如何发挥技巧时,希望可以发现创新的想法,以满足特定案主的需求。通过使用实用工具所获得的经验,治疗师可灵活地选择可以帮助达到特定治疗效果的方法。这种创造力必须采用实体工具。在游戏治疗章节中,运用纸笔绘制或上色、剪贴艺术、卡片制作、拼贴的建筑以及游戏设计等技巧,能鼓励案主参与及提高其自信心。在连想疗法章节中,本书引入了使用赞美、重复优点、突出解决方案的概念,以及思维的创意和策略等,供案主从中选择自我保健技巧。每种技巧都是为专业人士开发创造能力的踏脚石,可以依案例性质进行修改和调整。

"情境实践"的主题是指环境和文化支持。只要在动态的环境运用积极的手段,案主不需要会说流利的普通话或本地方言。这种类型的参与称为"跨语应用",即无须使用特定语言的边界,因为这些演习被认为是动态的通信,缔造了"五官疗法"的先河,用感官(思考、感受、视察、感觉,甚至气味)来帮助案主处理他们的思想、感情、观点和解决方案。即使是用不同疗法的模式,使用实体工具可以帮助案主思考障碍的产生和察觉正面能量的重要性。通过五种感官而造成正向的"心理幸福感"是指思想和环境之间互相连接,当构思好的解决方案时能够连接案主的基本需求,会更容易让案主明白及感觉到这份抽象的心理幸福感。对案主来说,既可以感觉到,又可以说出来的,便是有意义的。若实际地表示要一起解决,便可减少压力或降低被歧视时对个人或家庭的负面影响。

在情境实践中,治疗师集成了多种技术,其中多样化是鼓励案主参与的目标。在社会工作教育中,中国社会工作教育协会理事会发布的教育政策定位,将情境教学实践应用于社会工作课程的发展宗旨中。

第三条:坚持以人为本的科学发展观,遵守宪法、法律、法规和国家政策,以为民解困和助人自助为己任,推动社会工作专业化、职业化、规范化建设,开展社会服务,推进社区建设和社会福利、社会救助、社会公益事业的发展,维护社会公平,促进社会进步,推动社会主义和谐社会建设。

第十一条：开展社会救助活动，动员社会力量，救助孤残儿童、孤寡老人及其他困难群体。特别是组织开展对贫困家庭病残儿童和孤儿的助养、助医、助学活动，维护孤残贫困儿童的合法权益，推动儿童救助工作的发展。

第十二条：促进基层社会建设，加强城区、街道和乡镇的合作与交流，为开展和谐城区、和谐街道、和谐社区及农村的社区建设服务。研究社区服务行业政策，制定社区服务行业行为规范。弘扬志愿者精神，推进志愿者服务事业的发展。

资料来源：中国社会工作教育协会官方文件

这种教育标准应情境塑造实践的逻辑，提醒社工师不要在干预或治疗时过早下判断，鼓励治疗师慎重使用评估和治疗方法，必须考虑到不同情境带来的问题对个人、家庭、社区和社会的影响。在鼓励案主参与的同时，要认识到知识需要假以时日来消化，也要理解案主不一定会改变或有能量转移，然而"实践的差距"是可以被转变的；因此，本书建议的方法是不应该机械式地使用，而要视情况并"以案主为本"的原则去运用。这样做的目的是要让案主从治疗师身上学习如何灵活地创建生活，也可以避免"为了做而做"而不是基于案主的需要而做。

专业的求助并不是一般人们期望的事情，所以儿童和青少年或弱势群体通常不会主动求助。因此，当这些案主来求助时，首先说一些欣赏的话，如称赞积极求助的精神或行为。然后要花些时间去了解案主的感受，并告知什么是最重要的。例如，如何在无压力的环境中处理生活中的压力因素。接着，问他们什么时候放松，以及曾经如何放松。用简易的例子表示人生的隐喻。例如，饮水时哽噎，如果我们没有立即行动，经历一段时间后，简单的事情也可积累成为一个严重问题，所以，使用自我保健的方法可以帮助案主放松。基于不同视角的结论，可用故事、讨论、信念和解决方案来描述。当案主发觉可以做得到，并感到有良好的效果，他们便会放心继续做。

（二）治疗实践

本书的特色与治疗方案，主要案主设定为儿童与青少年。实际上，治疗师可依据临床评估，调整治疗内容，亦可以适用于成年或是老年的案主。连想治疗与游戏治疗容易被大众误认为仅适用于年纪轻的对象。相反地，此两种治疗概念是可以普及于所有年龄层的案主。然而，运用的关键主要在于治疗师的临床评估,其评估的范围涵盖案主的生理、精神、心理、情绪状态、过去经验(特别是创伤经验)以及主要的治疗重点。更进一步地,治疗师亦需考量案主的文化价值以及信仰。

游戏治疗和连想治疗是在个人或小组的情境下的有效工具。这些练习中的创造力、变化性和情境实践主题,培养了治疗师将问题和解决方法整合到治疗过程中的能力,解决问题的方法因案主对问题、影响、生命的任务或三者的组合定义而不同。创造性地使用"具体手段",能帮助案主保持与他们的能力有关的成效。人与人之间的关系是精神福祉和实现健康的自我认同的重要决定因素。在众多的案主群中,感知生活满意度反映在心理健康,正通过发展来实现竞争力、相关性和自主性。如果未能满足这些需求,或与案主的感知相互矛盾,行为将偏离高效的个体。通过游戏治疗和连想疗法,治疗师具备创意可以支持案主需要自主环境的能力,同时帮助他们认识到他们有能力制定目标,以满足他们的需求。当案主在没有威胁的环境中亲身体会这些成就,能鼓励个人发展并取得更大的动力。

从案主的角度,心理健康是他们的目标。许多治疗练习设计是为了鼓励往后的实践,希望案主会作出"自我指导"的习惯,自觉性地继续为自己和身旁的人练习。特别是当独自一人感到无奈时,使用这些方法或模式是有支持和具体帮助的。从治疗师的角度,治疗工具是一种具体的帮助。若希望日后案主能够使用这些帮助,治疗师必须灵活地应用程序,以促进案主的参与,也要参考多元的文化、发展需求、特殊需求、移民健康、运动交流、二次创伤,等等。在进行评估和介入时,不忘"以案主为本"的原则。

二、结合传统文化与价值观的治疗趋向

连想治疗与游戏治疗着重于改变案主"认知与行为"的治疗方法。通过评估案主的生理、心理与行为,包括案主面对当前议题的反应,设计出一套适合案主的处遇计划。本书所提供的治疗方案,不仅考量案主的个人状况,更配合"身、心、灵"的状况,以家庭为中心、文化背景及社会环境价值为重要依据。

中国传统文化与教育概念,教育年幼者表达想法与概念要"谨言慎行";儿童的负向情绪表达往往是受到限制,甚至是不允许的。临床上普遍常见,案主因为此类来自文化与价值观形塑出的认知,使案主丧失或是缺乏表达感受与情绪的管道与方法,甚至是出现不知道如何表达才是"恰当"并且"被接受"。通过治疗环境,治疗师提供案主一个"安全"且"接纳所有情绪与感受"的环境,让案主有机会学习自主、自在地表达情绪与感受。

通过有效的治疗经验,游戏治疗让案主学习如何处理和面对自己最真实的一面,感受与行为反应。持续且重复性的治疗行为,能增进案主在治疗的情境中学习新的应对技能与模式。在连想治疗过程中,治疗师以声音引导案主觉察与感受自己内在的情绪与感受。最近一期的认知科学研究指出(Burling 和 Yoshida,2017),通过重复的视觉刺激与感官刺激,可改善儿童因为偏见而产生的学习障碍,强化建立新的行为能力。治疗师依据临床评估,在连想治疗融合媒介,例如图卡、彩纸等,若案主对于特定的声音或颜色有负向联结,则须避免。

此外,有研究亦指出,根据人类学习的本能,案主会根据过去的经验和已经学习到的知识,适应生活中的突发状况与情境(Bertrand 和 Camos,2015;Fisher,Thiessen,Godwin,Kloos,和 Dickerson,2013;Ruff 和 Rothbart,2001;Schneider,2015)。从连想治疗计划中,治疗师可利用案主的感觉和思考结合于传统文化中,例如使用红包作为媒介以代表"施与受"的体会,以达到持续的治疗效果。

总而言之,治疗工具是用来帮助治疗师有效地提供服务,每个连想与游戏治疗计划必须是有目的或用于测试治疗成效,因此,必须灵活使用,并配合适当的治疗式提问,通过重复的鼓励和积极的参与,使案主接纳自己的情绪与感受。再借着由治疗师思量的处遇计划,使案主更能自在舒服地学习,并且应用最"真实的我"相处方法与他人互动。连想与游戏治疗计划的最终目标,是要案主建立起最适合自身状态的应对模式,更有效地面对生活议题和挑战,以提升治疗成效。另外,要表示赞赏,鼓励案主承诺持续的参与。治疗师必须通过自我评估跨文化能力来配合治疗成效。希望在使用这些工具时,治疗师能够与案主建立最好的关系,请参考以下治疗师技巧加强版:(1)治疗式提问;(2)赞美的话语(中英对照);(3)跨文化实务能力的评估表。

三、治疗式提问

在治疗或是会谈的过程中,当案主面对自身的创伤议题时,因年龄、心理发展状况以及身心状况,会出现难以清楚表达的状况。治疗师可以参考以下治疗式提问,协助、引导案主表达;同时,亦能协助治疗师通过提问,以达到或提升治疗的成效与目标。以下为张锦芳教授集结数十年临床经验,汇整出的治疗式提问,供治疗师参考、运用。以下以不同的治疗阶段/目标分门别类地条列。

第一步:关系建立

1. 在家中你最喜欢做的事情是什么呢?

2. 请你用一个形容词来描述过去这一周你在家里心情最好的某一个时刻。

3. 你平日在什么事情上花最多时间呢?

4. 你希望在什么兴趣上能花更多的时间呢?

5. 在你的生活中,有什么是你最喜欢做的事情或是物品呢?

6. 如果你要选择一首代表你的歌,这首歌是什么呢? 在歌词中会有哪些字句呢?

7. 如果你可以成为任何一个人,你会选择什么?

8. 你在什么时候最快乐? 谁跟你一起?

9. 当你听到"希望"的时候,你会想起什么呢? 而当你想到"快乐"的时候,又会让你想到什么呢?

10. 对你而言,什么是成功呢? 什么会让你感觉到自己是成功的呢?

11. 你会做什么事让自己放轻松呢?

12. 你会怎样处理压力呢?

13. 在你的生命中,有什么东西是重要到不可或缺的呢?

14. 你希望在我们的会谈中得到什么呢?

15. 当你第一次见到我的时候,你有什么感觉呢?

16. 我能做些什么,来帮助你让你感觉更舒服一点呢?

17. 请帮助我了解,你希望从这次的治疗中得到什么呢?

18. 请在这张纸上画上一个代表着你想成为的人。

第二步：问题／症状评估

提供初步评估

19. 你喜欢自己身上哪些地方呢？你想改变的又是什么呢？

20. 你看见的是怎样的自己呢？

21. 谁觉察到你刚才形容的症状／问题呢？

22. 有什么会影响你的决定呢？

23. 有什么会让你知道这是较好的一周？

24. 谁说你有问题？这个人怎样知道？

25. 你是怎样感受到有些东西快要失去？

26. 如果我留在你家里一天，我怎样知道发生了问题？

27. 这件事如何改变你的生命意义？

28. 如果如你所说的继续发生，它如何影响你？

29. 如果你希望与你起冲突的人一起保持冷静，你会对这个人说些什么呢？

30. 眼前的这个问题是如何引发你想要求助的动机呢？

31. 你觉得你现在的应对方法，能够与你的家人达到有效的沟通吗？

32. 当情况更严重的时候，你会如何应用这个方法处理问题呢？

33. 在这次会谈之后，你觉得会有什么不一样的改变吗？

34. 假设你的家人在这里，你想从他们那里听到什么？

35. 当你能解决问题时，谁会帮助你看见？这个人会说什么？

运用直接的提问

36. 对于这个问题，你现在有什么感受吗？

37. 请用任何词语分别描述你最快乐／最伤心的时刻。

38. 你会怎样面对快乐／伤心的消息？

39. 你是如何知道你需要寻找方法来解决问题的呢？

40. 如果你认为现在的应对方法／沟通方式是可行的，你会如何处理家人跟你描述的问题呢？

41. 你在几岁的时候，开始不再觉得自己是小孩呢？是不是有什么发生事情，导致你有这样的改变呢？

42. 如果你要拒绝他人的提议，你会怎么告诉他呢？

43. 你怎样判断我们的会谈是成功的呢？

44. 如果没有做任何事去尝试改变、调整眼前的状况,你怎么会知道,这样的情形是会有机会改变的呢?

45. 如果有人接受你的建议后,变得更好了,你觉得自己是给了对方怎么样的建议呢? 你觉得她/他会对你说些什么呢?

46. 如果已死去的亲人能够看见你现在的生活,你希望他们看到的是什么呢?

47. 如果你已经实现了你的期望,你觉得,跟现在相比,会有什么不同呢?

48. 过去,当你遇到问题的时候,你当时做了什么尝试吗?

49. 当你遇到阻碍的时候,你会重新做些什么事情来解决这个问题呢?

50. 是什么样的情境,可以让你感受到家庭的快乐与温暖呢?

51. 当你或家人在做什么事情的时候,会使你感到很愉快或是不开心呢?

52. 有没有什么事情,是能够帮助你缓和或消除压力的?

53. 有没有什么事情,是可以帮助你维持你的动力的?

54. 有没有什么方法,可以帮助你改变眼前的情况?

55. 有没有什么方法,能让今天比昨天更好? 那么,还有没有什么方法,能够让明天比今天更好?

56. 你今天有没有想到做什么不同的事情,让明天变得更美好呢?

57. 有没有什么应付方法,可以用来帮助你减轻事情的严重性呢?

58. 有没有什么方法,可以帮助你用来转移或减轻你此刻放在问题上的注意力呢?

59. 你可以做些什么事情,让自己更常感觉到自豪呢?

60. 有没有什么东西或是事情,能够带给你希望呢?

61. 是什么让你意识到,需要为自己做些事情呢?

62. 你和我分享了你的情况之后,有什么是让你感觉好一些的呢?

63. 在你的生命中,有没有哪一个部分是不应该被改变的呢?

64. 谁的建议对你是好的呢? 它是怎样好呢?

65. 有什么是我没有问到,但是,对你却是很重要的问题呢?

寻找资源和限制

66. 快乐对你而言是什么?

67. 请按照你现在的心情,选择一种最能代表你的动物。这个动物代表了什么呢?

68. 在上周的分享之后,你觉得有怎样的受益呢?

69. 你觉得自己是一个怎样的人呢?

70. 你会怎样改变自己呢?

71. 他人对你的看法会怎么样影响你呢?

72. 对于他人对你的看法,你有什么样的感觉呢?

73. 你会怎样改变眼前让你感觉不好的感受呢? 你又会怎么样保留好的感受呢?

74. 如果你能向目标前进,那会是什么感觉呢?

75. 如果朋友发现了这个问题,他们会觉得怎样呢?

76. 什么样的颜色是最能形容你的感受的呢? 然而,又是什么颜色让你想到的时候会感觉很快乐的呢?

77. 你期待听到别人对你说什么,才会让你感觉好一些呢?

78. 你对于刚刚提及的人,有什么感受呢?

第三步:介入

选择方法:直接查询

79. 什么能帮助你应对眼前的问题呢?

80. 如何帮助你重新看待眼前这个问题呢?

81. 当令你担心的事情或问题解决了,你的反应会是什么呢? 会有哪些信号出现呢?

82. 当情况变得更艰难的时候,谁能帮助你呢?

83. 你如何让这经验变得更有意义呢?

84. 你可以做些什么来帮助你的家人呢?

85. 你希望在你身边的人,如何帮助你呢?

86. 即使你不发出求救信号,你觉得谁会主动地向你伸出援手呢?

87. 我可以做些什么,来让你知道你的家人其实是很在乎你呢?

88. 你如何觉察我们的会谈已经帮助你重新燃起希望了呢?

89. 如果你的家人或朋友在生活中出现了问题,你会建议他们做些什么事情来改善情况呢?

90. 当你的家人或朋友,生活中出现了类似你现在所面对的问题,你会如何帮助他们呢?

91. 现在,如果这个家人或朋友坐在这张椅子上,你会对他们说些什么呢?

92. 想象一个能激发希望的地方。这地方会是什么样子?

93. 在你的家庭里,你享受跟谁在一起呢?

94. 当你面对问题时,有可信任的人倾听吗?

95. 你有喜欢或崇拜的人吗?

96. 试想想一个能够帮助你的人。你会想起谁?

97. 当你的家人听到伤心的消息时,你会做什么?

98. 你的家人可以做什么帮助你度过艰难时期?

99. 什么可以让你靠近多一点已经远离的家人(朋友)?

100. 你做了什么让你的家人(老师)相信你可以做得更好?

101. 对你而言,什么可以让你变得更好?

102. 你喜欢和家人保持什么样的关系?

103. 你希望听到你的家人说/不说什么?

104. 对你而言,什么是健康的个性?

105. 一个你信任的朋友说什么对你会有帮助?

106. 普通朋友会注意到你有什么变化吗?

107. 你的家人需要做什么才会得到你的信任?

108. 你喜欢听到老师说什么?

109. 当我们提及成功的特质(故事等),你会想起谁?

110. 谁能帮助你一起达成你的目标? 如何做到?

111. 谁最能联结你的感觉? 在这个联结中有什么?

112. 当你伤心时,你会向谁倾诉?

113. 谁鼓励你追求你的人生目标?

114. 你和谁一起会感到安全?

115. 谁了解你并在你身边陪伴你?

116. 当你有好消息的时候,你会先告诉谁?

117. 在你的经验中,谁给予你最大的帮助?

118. 谁的意见对你最重要? 重要的是什么?

119. 你曾提及一个会支持你的人。在他心中的你是一个怎样的人?

120. 在以前的面谈中,最有帮助的是什么?

121. 是什么鼓励了你与我分享这个问题?

122. 你现在可以做什么让你的家人为你感到骄傲?

123. 当生活很困难的时候,你如何可以给自己多一点希望?

124. 我可以做什么帮助你?

125. 你怎么去面对接下来这一周的生活?

126. 你需要些什么?

寻找例外情况

127. 在过去的这一周,你觉得自己做得一件成功的事情是什么?

128. 你是从什么时候开始,第一次希望这个问题不会再回来呢?

129. 当这个问题不再影响你的生活,你会想做些什么呢?

130. 你觉得,谁能够解决类似的问题呢?

131. 你曾经尝试过什么方法,来取得好的成果呢?

132. 过去,你能够做成某事的时候,当时有谁参与过这件事吗?

133. 在过去的两周,你看到自己有什么进展吗?

134. 请你回想过去的一个好日子,是什么原因使你认为这天是好日子呢?

135. 请告诉我问题出现之前的情况。你过往的生活是什么样子的呢?

136. 请你跟我分享一个你曾经完成某件事情的经历。你完成了什么?

137. 请跟我分享一个你过去如何能够适应新环境的经历。谁曾参与其中?

138. 告诉我一次你曾经改变一个坏习惯的经历。你是怎样做到的?

139. 试想想一次你需要他人帮助的经历,当时是谁在帮助你?

140. 你在过往有遇上问题,但最后安然度过的情况吗?

141. 若要说一件过去你处理问题的经验,你会想说什么?

142. 从以往的经历或这次会谈,你觉得自己获得了什么呢?

143. 你曾经感受到快乐吗? 你当时在做什么呢?

144. 你有曾经克服相似的困难吗? 你当时是怎样处理的?

145. 你觉得,过往的经验能怎么样帮助你?

146. 你是怎么样应对眼前改变的呢?

147. 你是怎样度过这些困难的?

148. 你在过去是怎么做到的呢?

149. 你过往解决问题的技巧是怎样帮助你处理现在的情况的呢？

150. 你以往是怎么解决这个问题的呢？

151. 在缺乏支持的情况下，你怎么样让自己安然度过困境呢？

152. 以往你是如何尝试达到这个特定目标的呢？

153. 如果你能改变过去的某一样东西或是事情，那会是什么呢？

154. 在你描述的情况下，什么是有效的处理方法呢？

155. 有人曾经历过同样的问题吗？他是怎么解决这个问题的呢？

156. 请你分享一个曾经帮助你解决问题的想法。

157. 有什么线索能帮助你避免这些情况再发生呢？

158. 最近一次有人称赞你是什么时候呢？请你描述那一刻的情景。

159. 你最近一次为自己感到自豪是什么时候？

160. 当你过去解决这个问题的时候，在多久以后你意识这个问题已被解决了？

161. 你在这周做了些什么事情来改善家里的情况呢？

奇迹创造

162. 闭上眼睛，想象你的问题现在已经消失了。你感到了什么？

163. 你如何用"现在的你"帮助"未来的你"呢？

164. 如果没有这个问题，生活会有何分别呢？

165. 如果父母按你的喜好改变，你觉得，明天的他们会是怎么样的呢？

166. 如果一个精灵给了你三个愿望，按照一般规则（不可以重复同样的愿望，也没办法有更多的新愿望，并且以不伤害自己或他人为前提），你的第一个愿望会是什么呢？

167. 如果奇迹发生了，彻底地解决了眼前的这个问题，你留意到会有什么不同吗？

168. 如果改变发生了，你会怎么做才能把你带到这一点？如果你可以是一个卡通人物，你会是谁？这个角色的特质与你有什么关系？

169. 如果你能改变你生命中的任何事情，那会是什么事情呢？

170. 如果你能为这个情况而改变，那你会改变什么呢？

171. 如果你举办了一个盛大的聚会，你会邀请谁来参加呢？

172. 如果你能实现一个愿望，那会是什么愿望呢？它会如何改变你的生活

（问题）呢?

173. 如果你可以拥有"完美"的生活,请你描述一下,那会是怎么样的情境呢?

174. 如果你可以想象无忧无虑的自己,你觉得这周会是怎么样的状况呢?

175. 如果你能按照你想要的方式规划你的一天,那么,这会是怎样的一天呢?

176. 如果你穿上一顶隐形斗篷,你会想去哪里和想看到什么呢?

177. 如果你可以拥有更多希望和愿望,你会希望,眼前所面临的情况,会如何被改变呢?

178. 如果生命中只剩下很短的时间,你会怎么安排呢?

179. 如果你已经成功地解决了困难,谁会是第一个发现这个改变的人呢?

180. 如果你成功获得三个愿望,你想改变什么?

181. 如果你可以为你的家庭许三个愿望,那会是什么呢?

182. 如果你是美国总统的话,你现在许下的这个愿望会有所不同吗?

183. 如果现在有一个奇迹出现,对你会有什么好处呢?

184. 如果你明天起床,发现事情没有按照你所期望的改变,你会怎么做呢?

185. 如果所有事情都按照你所希望的进行,那会是怎样的情况呢?

186. 如果你已经知道,明天是非常精彩的一天,你觉得什么样的改变,会从今天就已经开始发生了呢?

187. 谁会让你感觉到你的难题已经开始有了改变呢?

188. 假设你的名字和成就在网络上流传,你觉得,那会是关于什么事情的呢?

189. 假设你走过这扇门,所有事情就会得到解决,那么,你会想跟家人说些什么呢?

190. 假设你选择了一天,重新再来过一次,你请描述一下,你会怎么样把事情做好呢?

191. 你觉得当你的愿望实现以后,你会有什么建议呢?

192. 你需要哪一种奇迹,去帮助自己更有动力去追逐下一个目标呢?

193. 你需要怎样的处理方法,让自己变得更好呢?

194. 在下次会谈的时候,如果要你分享一个过去一周你克服的困难,你第一个会想要告诉我的是什么呢？

195. 如果所有的事情都按照你希望的进行,你觉得明天的学校会是怎么样的状况呢？

196. 你的哪个强项可以帮你维持住这个"奇迹"(或是正向的改变)呢？

197. 如果你得到一些额外的支援,你会选择从转变的哪一个方向开始着手呢？

198. 当你达到人生第一个转变时,你会想要第一个跟谁分享呢？ 他(她)会跟你说些什么呢？

199. 当这个问题得到完整的解决以后,你会希望和谁在一起呢？

200. 在你的完美世界中,你希望看到什么呢？

201. 当你走过了这一扇代表奇迹的大门后,看见了你的朋友,你觉得朋友会说什么,让你感到又燃起了新希望呢？

202. 有什么能解决这个问题,但是你却一直还没有机会尝试过的方法吗？

203. 你觉得自己的生命缺少了什么东西？ 你会怎么样做来争取得到这样东西呢？

比较情况

204. 你希望在下一次会谈之前,你和现在会有什么不一样的呢？

205. 你的强项是什么呢？ 你的弱项又是什么呢？ 你可以做什么去把弱项转换成强项？

206. 你觉得,一个小改变和一个大改变有什么分别呢？

207. 你觉得,在好的一天当中和坏的一天当中,你会做什么不一样的事情呢？

208. 如果你做到了自己期望到达的程度,你觉得,这会有什么不一样的状况吗？

209. 当你感到生气(或是伤心等负面情绪),你会做什么事情呢？ 这和你感到开心(或是兴奋等正向情绪)的时候,会有什么不同的吗？

210. 如果你可以更快乐,你觉得你的生命会有什么不一样的吗？

211. 你家人的看法和你的看法有什么不同呢？

212. 对你来说,哪一种改变是与众不同的呢？

213. 当这个问题被解决或是不好的状况减轻了,你觉得会有什么不一样的呢？

形容画面

214. 你希望别人如何去形容你？

215. 你的家人会如何知道事情已经慢慢地在改善了呢？

216. 你如何发觉状况已经改善了呢？你觉得，事情好转后的第一个表现是什么呢？

217. 你的家人如何知道你正在处理问题呢？如果你最好的朋友遇到同样的问题，你觉得，他（她）会如何处理呢？

218. 当这个问题解决了，也确定不会再发生了，你觉得，你和朋友的关系会有什么变化呢？

219. 如果，你可以动用所有的资源去解决问题。你认为，什么东西（可以是人、物或是任何你现在拥有的）会是最能有效防止问题再发生的呢？

220. 假设你现在扮演的是你的爸爸（或妈妈），你会如何协助你的孩子面对眼前的这个问题呢？

221. 当家人想听你的声音的时候，你会想跟他们说些什么话呢？

222. 当问题消失后，你希望镜子中的倒影会有什么不一样的改变呢？

223. 请告诉我一个你认为能够帮助你解决问题的人。接着，请你再想想，如果此刻你选择无视这个问题的话，他们会有什么反应呢？

224. 请你想象一下，当你成功地用了不同的方法，处理了眼前的问题。就这个观点，你认为自己是否有能力控制这个情况呢？

225. 在生命中，你是否曾觉得这件事情是不需要担忧的？

226. 你生命中的哪件事情让你觉得这个困难最后可以得到解决？

227. 你认为"做一个小孩"对你来说有什么好处？

228. 从我们第一次见面起到现在，你认为自己有什么改变？

229. 请你告诉我，是什么样的改变，让你开始认为，针对眼前这件事情，你需要对对外求助呢？

230. 当你的问题消失的时候，有哪一部分明显的改变是你自己能够感觉得到的呢？

231. 对你而言，"完美的世界"是什么？

232. 当这个感觉出现的时候，你会去什么地方释放这样的感受呢？

233. 如果有人正面临了和你目前一样的情况,你会如何建议他们解决这个问题呢?

234. 在这次冲突发生之前,谁曾经帮助过你解决问题呢? 然而,这一次,同样的这个人,他(她)会如何帮助你呢?

235. 假如你明天将会进入下一个阶段,你认为,会有什么样的微小变化,正在告诉你,事情已经慢慢地得到改善了?

236. 让我们一起回到两个星期前,有没有什么事情,是你希望改变的呢?

第四步:综合评估及总结

突显积极性

237. 可以请你跟我说说,你觉得,我们的工作计划可以怎么帮助你实现目标吗?

238. 你对完成目标的信心有多大呢?

239. 你如何协助自己面对伤心呢?

240. 你怎么知道自己已经达成目标了呢?

241. 你会怎样确保你能完成分配给你的任务呢?

242. 你如何看待接下来的这一年呢? 那么,你是否想过,再过两三年后,又会是怎样的呢?

243. 你未来的目标会如何影响现在的你呢?

244. 你打算如何达成你的目标呢? 你会希望自己如何着手开始呢?

245. 当下次再遇到这个情况,你会用怎么样不同的方法处理呢?

246. 如果你能主导这个情况,你会怎么样处理呢?

247. 当你完成这份工作后,你希望你的生命会有什么不同呢?

248. 如果,你身边一个与你亲近的人问你有什么想做的,你的答案会是什么呢?

249. 如果这是你的目标,从下周开始,你会计划做些什么让你离目标更进一步呢?

250. 如果,这件事情是别人眼前正面临的困难,你会想要给他们什么样的建议呢?

251. 如果你今天能够克服这件事情,将来,你会怎么跟你的孙子(孙女)说起这件事情呢?

252. 如果你可以为你达成目标的那天画一幅图画,该图画会是怎样的?

253. 请试着预测你的明天或者将来是怎样的? 你看到了什么?

254. 你曾在这里做过什么去使你与目标更靠近?

255. 在这次的治疗后,你的人生目标是什么?

256. 现在,请你从彩虹的七个颜色中选择一个颜色代表你自己。并且,请你用这个颜色来描述你的将来。

257. 当事情变好的时候,你认为会有什么事情发生呢?

258. 是什么样的事情,让你到现在还是不肯选择放弃呢?

259. 什么是你希望看见,并且可以帮助你达到目标的呢?

260. 你觉得,什么事情的发生,可以带领你走向更高一个层次的成功呢?

261. 你有什么计划可以避免这件事情再次发生呢?

262. 当你开始感觉到你生命有更多的希望时,有什么会发生?

263. 在接下来的这几个月,你会做什么去帮助你自己完成目标?

264. 请你回想一下,过去在学校里最美好的一天,你会想到哪一天呢?

265. 假设,今天就是我们最后一次的会谈,你觉得在今天以后会有什么事情发生呢?

266. 如果,现在的你,不愿意尝试做任何的改变,你觉得,未来会是怎样的呢?

267. 有什么方法可以帮助你踏出第一步呢?

268. 解决这个问题,对你而言有什么特别的意义吗?

269. 为了改善这个问题,你愿意做出什么努力呢?

270. 有没有什么东西或是什么样的状况,是你想看到的改变呢?

271. 当你不快乐(如:生气、迷惑等)的时候,你会想去哪里散心呢?

272. 你认为哪里是安全的地方呢? 在那里是什么东西让你觉得有安全感的呢?

273. 这些特质中,你认为有哪些是你有或者没有的?

274. 你认为谁是你的学习榜样呢? 那个人拥有哪些特质是你想学习的呢?

275. 当你在生活中需要帮忙的时候,你会找谁呢?

276. 你会跟谁分享你的人生目标呢?

277. 当你达到你的目标的时候,你第一个会想跟谁分享呢?

使用测量技巧

278. 如果 0 代表没有压力,10 代表精神紧张,你现在在哪个评分上呢? 你会怎么做,让这个紧张分数降低呢?

279. 请想象一个从 1 到 10 的评分标准,10 分代表你所想象问题得到解决的情况,而 1 分就是还没解决,你认为你现在在哪个评分上?

280. 让我们一起设定一些目标吧,有哪些目标是你希望达成的? 1 至 10 中,10 代表最有可能,你认为你有多大的可能可以完成你的目标?

281. 1 至 10 中,0 代表没有努力过,10 代表付出了最多的努力,你会如何评价自己在过去几天的努力?

282. 1 至 10 中,10 代表你的最好,你认为自己现在在哪里?

283. 1 至 10 中,1 表示准备好,10 表示完全准备好,你认为多大的程度上认为自己已经准备好结束这次的咨询?

284. 1 至 10 中,1 代表是最差的一天,10 代表是最好的一天,你会为今天打几分呢? 你可以做些什么让分数增加呢?

285. 1 至 10 中,你认为我们在一起的时间有多大程度对你来说是有用的?

286. 1 至 10 中,你认为自己有自信可以解决问题的程度有多少? 1 是没有自信,10 是拥有完全的把握。

287. 1 至 10 中,你认为自己在学校的参与程度有多少? 1 代表完全没有参与,10 代表全心全力投入。假设,我去访问你的老师,你觉得,她的答案会跟你一样吗?

288. 1 至 10 中,你认为你的老师会如何评价你的学习动力? 1 是没有学习动力,10 是学习动力十足。

289. 1 至 10 中,10 代表充满希望的话,你认为自己的希望状态是多少呢? 尽管只拥有很少的希望,你是如何觉察自己的希望状态呢?

290. 1 至 10 中,10 代表最开心,你认为自己的开心指数有多少?

291. 如果 0 代表没准备好,10 代表已经准备好向目标前进,你会给自己打几分呢?

292. 假设 10 分为满分的话,你觉得自己的正能量分数是多少呢?

293. 你的父母会如何教导你提高自我要求的标准呢?

294. 你如何知道自己的快乐指数上升了呢? 从自我评分指数上升来判定

吗？或是你会用其他什么方法判断呢？

295. 你如何知道自己已经达到自己给自己设定的标准了呢？

296. 你如何知道你自己想要的是什么？

297. 你计划为自己带来怎么样的改变呢？你觉得父母会看到你的改变吗？

以强项为本

298. 当你想起"希望"，你会联想到什么？

299. 你如何运用你的个人强项去克服困难呢？

300. 当发生事情以后，你如何找回力量，再一次回到校园或工作岗位上呢？

301. 当事情很困难的时候，你如何解决问题呢？

302. 你如何找到对抗困难的勇气呢？

303. 你认为其他人如何看待你的强项呢？

304. 你会如何把负面的情况转换成正面的情况呢？

305. 当我问及他人欣赏你哪一点时，你觉得别人会怎么回答呢？

306. 你朋友会如何用一个词语去形容关于你的正面性格呢？

307. 我曾听你提过关于你不喜欢自己的某一个部分。现在，让我们专注于正面的事情，请告诉我一些你喜欢自己的哪些部分呢？

308. 如果你可以成为一个领袖，你会如何领导其他人呢？

309. 如果你可以用你的专长去做事，你会选择做什么事情呢？

310. 你认为你可以以什么正面的方法让你的家人（老师、朋友、同学）感到惊喜呢？

311. 要在数学（或其他科目）获得这样漂亮的成绩是很难做到的，可以请你跟我说说，你是怎么办到的吗？

312. 请你想想过去三个你最自豪、成功的经验，并且请你分享，你觉得最重要的是哪一次的经验呢？

313. 请告诉我一件你有自信做好的事情。

314. 请告诉我一些让你感觉快乐的事情。

315. 请你想一位你不喜欢的人，但是，是不是可以请你跟我说说关于他的一件好事呢？（我希望你记得，尽管是你不喜欢的人，但是，你还是可以喜欢关于他的任何事情。）

316. 让我们以正面的观点思考，眼前的情况，会为你的生活带来什么好的影响呢？

317. 你喜欢和你最亲近的人做些什么事情呢？

318. 你的家人对你的赞美是什么呢？

319. 朋友会提及关于你的哪些优点呢？你听了之后，有什么感受吗？

320. 你认为拥有正面能量和没有正面能量的人，在性格上有什么差异呢？

321. 你想从一个拥有正面能量的人身上学习什么呢？

322. 生活里有哪些事情是会让你微笑的呢？

323. 你认为你有什么优点可以教导年轻人？

324. 为了让自己快乐，你会喜欢做些什么事情呢？

325. 快乐如何成为你解决问题的动力？

326. 是什么给了你勇气，支持你来到这里呢？

327. 你认为是什么样的力量或是支持，让你从过去的困难中成长呢？

328. 在你的人生中，哪些是最快乐的时刻？

329. 你曾经尝试做过什么事情，去培养自己的正向性格呢？

330. 有没有什么事情，是可以帮助你保持正面的心态呢？

331. 你最希望拥有什么样的性格呢？你想过如何可以拥有这样的性格吗？

332. 你觉得自己与众不同的优点是什么呢？

333. 当这个人还在的时候，你觉得，他（她）会给你哪些有建设性的建议？

334. 哪一样物件会让你联想到希望呢？

335. 当你认为你没有希望解决这个问题的时候，有什么正面的事情或经验是你能够想到，并且支持你的呢？

336. 你是否曾经想过，当你到达几岁的时候，有哪一件正面的事情，是你希望自己已经做到的呢？

337. 什么样的性格可以帮助你解决眼前的这个问题呢？

338. 你做了什么事情需要你鼓起勇气呢？

339. 你有哪一件事情是你想赞赏自己，并且也希望别人能够发现的呢？

340. 经过这次挑战，你有得到一些正面的影响吗？这些经验会如何影响你的生活呢？

341. 有没有什么事情是你认为自己做得很好的呢？

342. 在你心中最好的回忆是什么？

343. 你认为你最大的成就是什么？

344. 你是否有一个别人认为很难做到的长处吗？

345. 那位一直在你生命中支持你的人,他(她)认为你的优势是什么？

346. 如果你有一个成功的故事想要分享,你会在哪里分享呢？

347. 谁拥有你希望拥有的正面态度呢？ 就你的观点,那个人是如何培养这样高程度的正面能量？

结束的意义

348. 请大声地说三次"我做到了!"

349. 由于这次是我们最后一次访谈,你有没有想说什么来表达你的工作已经到达尾声了吗？

350. 请告诉我一个词语,对你而言是表示着"完成"。

351. 当我们谈到成就时,出现在你脑海的是什么呢？

352. 在什么样的时刻你会意识到问题就快要结束了呢？

353. 在你的家人进来前,你会选择告诉他们哪些事情呢？

354. 你希望你的家人(好友)如何回应你的分享呢？

355. 将来你会向你的孩子诉说哪些你的成就呢？

356. 你会送什么给自己(家人)来对他们表达问题的结束呢？

357. 请用一两个词来形容你现在的感受。

358. 这一周,你选择做什么事情,来帮助你更接近你的目标呢？

359. 如果你的家人诚实地告诉你他们的感受,他们会说什么呢？ 你会如何反应呢？

360. 请你以一个词语代表你现在完成辅导的感受。请大声说出来。

361. 过去,可能有不同的人曾经向你伸出援手。今天,你想到了谁,你会如何向对方表达你的感谢呢？

362. 如果你要与他人唱歌或跳舞来表示任务完成,你会选择谁呢？

363. 请选择一件你认为做得最成功的事情跟家人分享。

364. 现在,我们准备要结束治疗计划了,你有什么想说的话吗？ 请你把想说的话写下来。

第五步：跟进、思索未来

365. 通过辅导的过程,你觉得会为你带来什么正向的改变呢？

366. 针对眼前这个问题,你觉得需要多久的时间才能解决呢?

367. 当你再次遇到问题时,你如何解决?

368. 你可以做什么去防止同样的问题再发生呢?

369. 如果你要把这次的体验记录下来,你会写些什么?

370. 1年之后,你觉得自己会有什么转变可以让你跟最亲密的朋友分享呢?

371. 请你想想 5 年之后,什么成就是你可以让自己感到自豪的呢?

四、赞美的话语

Let's begin practicing praises. When you use praises genuinely with a tone of encouragement, the receiver feels the power of positivity and also shares their pleasure by looking pleasant and praising unconditionally. Let's practice praises and feel about the process. Use a variety of praises to avoid sounding mechanic or repetitive.

Let's first practice some one-word praises:

A＋, A＋＋, Adorable, Amazing, Beautiful, Best, Bingo, Bravo, Breathtaking, Brilliant, Clever, Cool, Dynamite, Excellent, Exceptional, Exciting, Extraordinary, Fabulous, Fantastic, Good, Great, Happy, Ho-ho-ho, Incredible, Innovative, Magnificent, Marvelous, Neat, Outstanding, Perfect, Phenomenal, Remarkable, Sensational, Smile, Spectacular, Super, Super-duper, Superstar, Terrific, Wonderful, Wow

Two-word Praises:

Absolutely great, Amazing effort, All right, Beautiful work, Best work, Creative job, Excellent job, Extremely nice, Fantastic job, Good thinking/ work, Great discovery, Hot dog, How nice, How smart, How sweet, Light speed, Looking good, Love it, Nice going, Nice work, Outstanding performance, Perfect timing, Really nice, Remarkable job, Sensational performance, Super work, Thank you, That's correct, That's incredible, Top notch, Well done, Well deserved

Multiple-word Praises:

Best of the best, Better than perfect, Good for you, Greatest in the world, Here you go, Hip-hip-hooray, Keep it up, Nothing can compare to what you've done, Nothing can describe how happy I am, Thanks a trillion, That is it, That's the best, Way to go, What a good listener, What a success, What an imagination

Praises with the "You" Language:

You belong, You can do it, You deserve a LIKE, You figured it out, You got it, You learned it right, You make me happy, You make me smile, You make my day, You mean a lot to me, You mean the world to me, You outdid it, You really care, You're doing great, You're a good/great/lovely/caring person, You're a joy, You're a real trooper, You're a winner, You're awesome, You're beautiful, You're catching on, You're darling, You're exciting, You're fantastic, You're fun, You're greater than ok, You're important, You're incredible, You're my treasure, You're my angel, You're my buddy, You're now flying, You're the best, You're on target/on the right track, You're on top of it, You're on your way, You are precious, You're responsive, You're special, You're strong, You're the best, You're unique, You're wonderful, You've brightened/made my day, You've discovered the best, You've got it, You've tried hard, You've walked an extra mile, You should be proud

Praises with the "I" Language:

I always trust you, I appreciate this very much, I can predict success in you, I can't imagine doing it without you, I can't praise you enough, I care about what you did for me，I feel extremely happy，I feel great，I knew it，I knew you could do it，I like what you did，I like it，I love you，I love you more than I can say，I must say thank you，I respect you，I trust you，I'm impressed，I'm touched，I'm here for you，I'm proud of you

Praise with Contents〔Look for contents related to：

Physical；Mental/emotion；Role；The way this person has treated others；Character；Leadership at home/work；Accomplishments；Need fulfilment；Affirmation；Positive use of self；Being positive（attitude，conversations，etc.）〕. Start with：

Let me look at you...，Thanks for...，This is an excellent _____，This is great that...，You are...，You look...，Your use of _____ is wonderful，You have a great（mother/father/personality/achievement/smile）

赞 美 的 话 语

赞美的话语有治疗作用：

当您真诚地鼓励和赞赏别人时，接收者能感受到正面的力量，并且无条件地向其他人表达赞美及分享他们的快乐。让我们来练习赞美和感受这个过程，记得使用不同的赞美话语，以避免机械化或重复。以下例子因应中国文化修订，与英语版本略有不同：

我们先来练习"单字"赞美：

哇、好、酷、正、棒、赞、帅、美

"双字"赞美：

很棒、可爱、惊人、美丽、出色、聪明、优秀、卓越、非凡、可爱、神奇、伟大、创新、壮丽、奇妙、整洁、杰出、完美、感性、微笑、壮观、精彩、愉快、很好、真好、成功、漂亮

"多字"赞美：

惊人的努力、非常的努力、美丽的、最好的、有创意、优秀的、非常好、很好的

想法、伟大的发现、太惊人了、多么聪明、看起来很好、做对了、很好的工作、杰出的表现、完美的时机、真的很好、卓越的工作、计划得好、超级好的工作、这是正确的、这是令人难以置信的、掌握得很好、很值得、令人兴奋、令人难以置信、这是最好的、好极了、好主意、了不起、太奇妙了、那就是了、很不错、干得好、做得太好了、出色的工作、顶呱呱、真有礼貌、思路很好、太妙了

"你"的赞美：

你可以做到、你应该得到、你做得到、你学到了、你让我快乐、你让我微笑、你对我很重要、你照亮了我这一天、你真的很用心、你做得很好、你是一个好/伟大/可爱的人、你是一个胜利者、你真棒、你很漂亮、你很精彩、你太棒了、你很有趣、你很重要、你是不可思议的、你是我的宝贝、你是我的天使、你是我的好友、你是最好的、你在正确的轨道、你真的很不错、你是珍贵的、你很特别、你很坚强、你做得越来越好、你是独一无二的、你是美好的、你真是一个勇士、你已经努力尝试、你很有进取心、你应该为自己感到骄傲、你的脑筋动得真快、你真贴心、你是个好帮手、你有爱心

"我"的赞美：

我一直很相信你、我非常感谢你、我相信你会成功、我很欣赏你、我关心你、我感到非常开心、我感觉很好、我知道你可以做到、我喜欢你做的东西、我爱你、我爱你胜于言语所能表达的感觉、我必须说谢谢、我尊重你、我的印象很深刻、我很感动、我为你而来、我为你感到骄傲、我一定支持你、我尊敬你、我喜欢你做事的方式、我知道你能做到

"内容"赞美：

有关身体、心理/情感、角色、对待别人的方式、性格、家庭/工作领导、成就、肯定、积极运用自我、正面（态度，对话等）：

让我看看你_____、感谢_____、这是一个很好的_____、这是伟大的_____、你是_____、你看_____、你使_____美好、你有一个伟大/很好/美丽的（母亲/父亲/个性/成就/微笑）、我很欣赏你_____

五、跨文化实务能力评估表

自我评估日期：_____

我会经常以这个 3 度评估尺（3＝可以做到；2＝可以改善；1＝不胜任），检视我在辅导服务时的跨文化能力，并于以下每项旁，圈出自我评估分数：

当处理与我文化不同的个案时，我会注意这些项目（见表 4-1、表 4-2）。

表 4-1　处理不同文化背景个案

3	2	1	1. 我拥有关于不同文化的知识
3	2	1	2. 我意识到自己的偏见会对选择干预方法有潜在的影响
3	2	1	3. 我尊重人们在文化价值观上的差异
3	2	1	4. 我了解家庭文化对个人潜能发展的影响力
3	2	1	5. 我懂得制定与文化相关的服务策略
3	2	1	6. 我理解灵活应用技巧对处理不同个案的重要性
3	2	1	7. 我了解歧视压迫对个人发展的影响
3	2	1	8. 我通过学习文化差异，增强工作能力

当帮助案主时，我会实践以下八项原则（见表 4-2）。

表 4-2　八项实践原则

3	2	1	1. 继续提高自己对不同文化的认识
3	2	1	2. 注意我在感知上是可能有偏见的
3	2	1	3. 对于意见上的分歧保持开放态度
3	2	1	4. 了解接受的异见的重要性
3	2	1	5. 制定适合个案家庭文化的策略
3	2	1	6. 即使面对同一家庭，也要注意文化分歧的影响力
3	2	1	7. 愿意从个案的角度来学习
3	2	1	8. 继续增加对其他文化的认识和理解

参 考 文 献

［1］　American Psychiatric Association. （2013）. *Diagnostic and statistical manual of mental disorder* (5th ed.). Washington，DC：Author.

［2］　Bertrand R，Camos V. （2015）. The role of attention in preschoolers' working memory. *Cognitive Development*，*33*，14 － 27. doi：10. 1016/j. cogdev. 2014. 10. 002.

［3］　Borg J. （2011）. *Mind power: Change your thinking，change your life.* London，UK：Prentice-Hall Life.

［4］　Burling J M，Yoshida H. （2017）. Highlighting in early childhood：Learning biases through attentional shifting. *Cognitive Science*，*41*(1)，96 - 119.

［5］　Caruth E G. （1988）. How you play the game：On game as play and play s game in the psychoanalytic process. *Psychoanalytic Psychology*，*5*(2)，179 - 192.

［6］　Cheung M. （2014）. *Therapeutic games and guided imagery，Volume II: Tools for professionals working with children and adolescents with specific needs and in multicultural settings.* Chicago，IL：Lyceum Books & Oxford University Books.

［7］　Cheung M. （2006）. *Therapeutic games and guided imagery: Tools for mental health and school professionals working with children，adolescents，and families.* Chicago，IL：Lyceum Books & Oxford University Press.

［8］　Corey G. （2017）. *Theory and practice of counseling and psychotherapy* (10th ed.). Belmont，CA：Brooks/Cole.

［9］　Erikson E. （1950）. *Childhood and society.* New York：Norton.

［10］ Fisher A V，Thiessen E，Godwin K，et al. （2013）. Assessing selective sustained attention in 3 - to 5 - year - old children：Evidence from a new paradigm. *Journal of Experimental Child Psychology*，*114* (2)，275 － 294. doi：10. 1016/j. jecp. 2012. 07. 006.

[11] Freud S. (1905; edited 1975). *Three essays on the theory of sexuality*. New York: Basic Books.

[12] Goldenberg H, Goldenberg I. (2014). *Family therapy: An overview*. Belmont, CA: Cengage Learning.

[13] Kolhberg L. (1981). *The philosophy of moral development: Moral stages and the idea of justice*. Spanish (Argentina): Harper & Row.

[14] La Roche M J, Batista C, D'Angelo E. (2011). A content analyses of guided imagery scripts: A strategy for the development of cultural adaptations. *Journal of Clinical Psychology*, *67*(1), 45 - 57. PMID: 20973034.

[15] Lowry R J. (1973). *Dominance, self esteem, self actualization: Germinal papers of A. H. Maslow*. Monterey, CA: Brooks/Cole.

[16] Mahler M S, Pine F, Bergman A. (1975). *The psychological birth of the human infant*. New York, NY: Basic Books.

[17] McDevitt J B, Settlage C F. (1971). *Separation-individuation: Essays in honor of Margaret S. Mahler*. New York: International University Press.

[18] McLean C. (2008). How the mind/body connection can empower children during painful procedures in hospital. *Australian Journal of Clinical Hypnotherapy and Hypnosis*, *29*(1), 23 - 27.

[19] Monastra V J. (2014). *Parenting children with ADHD: 10 lessons that medicine cannot teach*. Washington, DC: American Psychological Association.

[20] Moughty S. (2005). *The zero-to-three debate*. Retrieved March 27, 2005 at http://www.pbs.org/wgbh/pages/frontline/shows/teenbrain/science/zero.html.

[21] Murray T. (2000). *Comparing theories of child development* (5th ed.). Belmont, CA: Wadsworth.

[22] Newman P R, Newman B. (2007). *Theories of human development*. New York, NY: Psychology Press.

[23] Olness K, Kohen D P. (1996). *Hypnosis and hypnotherapy with children* (3rd ed.). New York: The Guilford Press.

[24] Polusny M A, Follette V M(1996). Remembering childhood sexual abuse: A national survey of psychologists' clinical practices, beliefs, and personal experiences. *Professional Psychology: Research and Practice*, *27*(1), 41 - 52.

[25] Ruff H A, Rothbart M K. (2001). Attention in early development: Themes and

variations. New York: Oxford University Press. doi: 10. 1093/acprof: oso/ 9780195136326. 001. 0001.

[26] Sancier K M. (1994). The effect of qigong on therapeutic balancing measured by electroacupuncture according to Voll (EAV). *Acupuncture & Electron-Therapeutics Research*, *19*, 119 - 127.

[27] Sancier K M. (1996). Medical applications of qigong. *Alternative Therapies*, *2*, 40 - 45.

[28] Satir V. (1972). *Peoplemaking*. Palo Alto, CA: Science & Behavior Books.

[29] Schneider W. (2015). *Memory development from early childhood through emerging adulthood*. Cham, Switzerland: Springer International Publishing. doi: 10. 1007/ 978 - 3 - 319 - 09611 - 7.

[30] Starting Points. (1996). *Starting points: Meeting the needs of our youngest children*. New York, NY: Carneigie Corporation.

后　　记

　　本书是一本"以证据为本"的临床治疗法手册,旨在将游戏治疗与连想治疗作为一种具体的工具,融入心理治疗和家庭/小组工作的实践过程中,为社会工作者及专业人士提供实务技巧。同时,"以证据为本"的各式练习步骤确保了在处理多元化文化背景个案类型时的应用性。本书除了帮助个人和家庭解决困难外,还描述了建立关系和发展互信的方法。社会工作者以积极的共鸣,通过与案主的联系,配合与案主相关的文化情境,加入肯定式的情感表达练习,以强化案主的应变策略,预防或破解面临问题时的危机。为达到增强自信和自足的目的,本手册在总结时建议以单词或句子等赞美的话语,赞赏案主的勇气和主动性。例如,"您可以做到"(或请案主重复"我可以做到")。不同的称赞适合不同的情境,真诚地使用可以鼓励案主重拾自信!

　　当我们准备这本书时,不少在中国出生的案主从治疗中受益。作为社工,我们希望案主得到最适合本土文化的治疗,更重要的是在得到公平待遇时,他们会感到受尊重和鼓励。心理或创伤治疗不仅适用以危机为中心的短期疗法,而且也适用于针对家庭的需求和关切,从案主的角度而设计的疗法。为了改善案主的未来,社工需要从过去、现在和未来的角度做考虑,并为案主个人及其家庭做全面和整体的分析,确保案主得到最好的照顾。

　　在这本书的完成阶段,衷心感谢华东理工大学出版社给予我们大力支持,感谢编辑们给予的宝贵意见,也感谢各位同仁的信任与爱戴,使本书得以出版,可以供老师、学生、社工、治疗师及其他专业人士参考。此外,也要特别感谢香港护苗基金会为本书提供了情感面孔的绘画。

　　我们不会忘记以下学者和实务工作者对本书的贡献:美国休斯敦大学社会工作研究院教授梁毓熙(提供实例Ⅰ-6、Ⅰ-8、Ⅱ-8、Ⅱ-9),美国执照临床社工师梁雅咏(提供实例 II－4、III－12),华东理工大学社会工作系教授及博士生导师曾守锤;社会工作者罗恺谦、魏乐怡、尹晓晴,生物医学博士研究员陈俊升,自闭症儿童行为治疗师贺筠婷。他们在本书写作的每一个阶段,从学术方面与临床实务上都提供了大力支持,包括提供建议、协助编辑、翻译和处理文件等。